プロフェッショナルが語る
顎関節症治療

編

中沢勝宏　田口　望
和気裕之　髙野直久

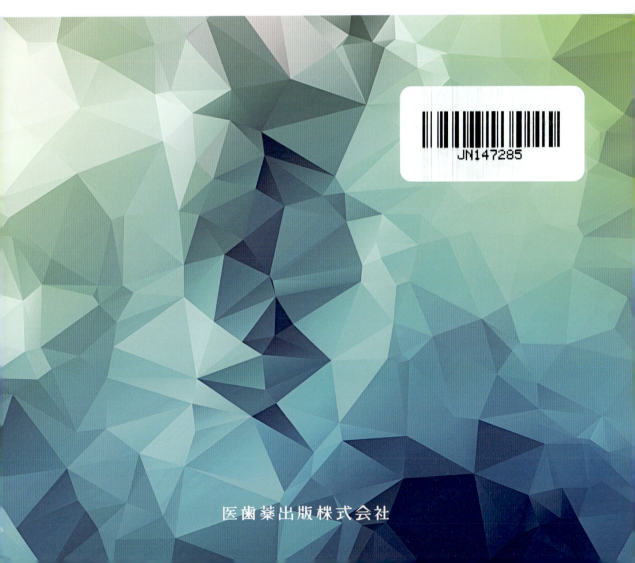

医歯薬出版株式会社

This book was originally published in Japanese under the title of :

PUROFESSHONARU GA KATARU GAKUKANSETSUSHO CHIRYOU
(Dialogues on TMDs by Specialists)

Editors :
NAKAZAWA, Katsuhiro et al.

NAKAZAWA, Katsuhiro
  Director of Nakazawa Dental Clinic

©2017 1st ed.

ISHIYAKU PUBLISHERS, INC.
  7-10, Honkomagome 1 chome, Bunkyo-ku,
  Tokyo 113-8612, Japan

序文

　顎関節症は一般的な齲蝕などの歯科疾患と違い，一風変わった歯科疾患のわけがわからない病気の一種として，その診察を疎まれている．しかし，日常臨床で普通に顎関節症の患者さんたちに向き合っている臨床歯科医としての立場から見ると，一般歯科医にもっと顎関節症を正しく理解して，診察していただきたいと常日頃考えている．

　しかし，残念ながら顎関節症治療として無意味な咬合治療や意図の理解できないようなスプリント療法が数多く行われていることも事実である．科学者でなければならない私ども歯科医は，科学的に考え，科学の概念に沿ってエビデンスをベースにもった臨床を行わなければならない．顎関節症においても同様に，科学的に考え科学的に正しい臨床を行う必要がある．エビデンスと患者のもつ物語性を両立するような治療方法を考え出し，実行する知恵とスキルををもてば，顎関節症といえども通常の歯科診療と同様にできるはずである．

　顎関節症治療を日常臨床で実施している臨床家の集団である私ども「顎関節症臨床医の会」は，すでに運動療法ハンドブック，スプリント療法ハンドブックを医歯薬出版から上梓させていただいている．そのほかに，理学療法としてのレーザー治療に関わる本も他社から上梓していて，学術的にも臨床的にも顎関節症を芯から理解している臨床家の集団である．私どもが集まっていつも語り合うことは，顎関節症臨床についての知識は私たちの歯科医としてのスキルを上げてくれるね，治療には運動療法が有効だね，精神医学が重要だねとか，矯正歯科とどんなふうに関わり合うのだろうか，そしてスプリントとセルフケアや保険診療との関わりは重要だね，といったことである．これらの語り合いを月刊歯界展望誌上の座談会という形で，数回に分けて発表する機会をいただいたものをまとめたのが本書である．

　本書が読者の臨床の向上に少しでも役立てれば幸甚である．

顎関節症臨床医の会　　中沢勝宏

目次
Contents

Chapter 1
なぜいま顎関節症を勉強したほうがいいのか？
中沢勝宏・田口　望・和気裕之・髙野直久・島田　淳・澁谷智明
.... 7

Chapter 2
術者による運動療法
塚原宏泰・中沢勝宏・田口　望・和気裕之・髙野直久・島田　淳・澁谷智明
.... 25

Chapter 3
患者自身による運動療法
塚原宏泰・中沢勝宏・田口　望・和気裕之・髙野直久・島田　淳・澁谷智明
.... 47

Chapter 4
精神科との連携
宮岡　等・松香芳三・和気裕之・髙野直久・中沢勝宏・田口　望
.... 65

Chapter 5
矯正治療と顎関節症
古賀正忠・藤田幸弘・中沢勝宏・田口　望・和気裕之・髙野直久
.... 79

Chapter 6
スプリントとセルフケア指導
− 歯科口腔リハビリテーション料2をめぐって −
和気裕之・髙野直久・島田　淳・羽毛田　匡・澁谷智明・中沢勝宏・田口　望
.... 103

座談会参加者一覧
(五十音順)

古賀正忠	古賀矯正歯科クリニック
澁谷智明	日立製作所横浜健康管理センタ
島田　淳	医療法人社団グリーンデンタルクリニック
髙野直久	髙野歯科医院
田口　望	医療法人田口歯科医院
塚原宏泰	塚原デンタルクリニック
中沢勝宏	中沢歯科医院
羽毛田　匡	羽毛田歯科医院
藤田幸弘	藤田矯正歯科
松香芳三	徳島大学大学院医歯薬学研究部顎機能咬合再建学分野
宮岡　等	北里大学医学部精神科学
和気裕之	みどり小児歯科

Chapter 1

なぜいま顎関節症を勉強したほうがいいのか？

中沢勝宏

田口　望

和気裕之

髙野直久

島田　淳

澁谷智明

◆ 顎関節症治療によって得られるスキル

中沢：これから，主として一般臨床家による顎関節症治療に関するさまざまなテーマについて考えたいと思います．その最初として，顎関節症治療を学ぶ意義について考えていきます．

　私は大学に在籍していたときから顎関節症が研究のテーマでしたが，開業してからは顎関節症に関する知識が一般の日常臨床において役立っています．先生方はいかがでしょうか．

島田：たしかに，顎関節症を勉強することで視野が広がった気がします．歯科はどうしてもテクニック重視となりがちですが，診療の際に患者さんを痛みや不安を抱えた一人の人間として見られるようになったのではないかと思います．

田口：そうですね．多角的に診断できるようになったというのが，得たものだと思います．私自身は口腔外科出身ということもありますが，全身疾患との関わり，"痛み"に関するいろいろな知識，精神疾患への対処法など，歯科領域以外の事柄を多く学べたことが良かったと思います．

島田：医療面接の技術というのも大きいと思います．顎関節症は診断を行ううえで一般的にカリエスや歯周病よりも隠れている情報を引き出す必要があります．話を聞くことで患者さんの症状が落ち着く面もあるので，患者さんとの信頼関係を築く訓練になります（図1）．

髙野：歯科医による診断が必要な一方で，特に顎関節症は患者さんが自分で診断を下してくる場合も多いですから，先入観をもった患者さんに対してどのように情報を聞き出すかという視点でも，技術が身についた気がします．

島田：まずは聴いて探り出すことが必要ですよね．ただ，そうすると顎関節症の患者さんと一般の歯科の患者さんとは違うということになるのでしょうか．

中沢：私の感覚としては，一般の歯科疾患よりも内科的な傾向が強いと思います．つまり，多くの歯科疾患が目で見ることで病態を把握できるのに対し，顎関節症の患者さんはわかりづらいわけです．

和気：顎関節症の患者さんに対しては，以前は補綴的な治療や外科的な治療が主流でしたが，現在はほとんどが口腔内科的なアプローチで対応できると思います．診断にあたっては口腔外科や口腔内科の診かたが大切だと思います．両方の知識が必要ですから，特に若い先生が顎関節症を勉強することで，カリエスや歯周病治療のほか，インプラントなどの治療にも応用できるようになると思います．

澁谷：たしかに幅広い知識が必要ですね．さらに，基礎医学分野の病理学，解剖学，生化学や生理学などの勉強も必要になります．

和気：将来開業する予定の先生が大学病院に残っていると，科が細分化されていますので，歯科を全般的に学ぶのはアルバイト先だけになってしまいます．顎関節症治療では

> 1) 主訴
>   通常患者は，受診した科に見合う自覚症状を選択して訴えるが，それが最も辛い問題とはかぎらない．そこで，現在，日常生活で困っている問題を幅広く聴き，さらに順位をつけてもらうと，患者の背景が明らかになる．
>
> 2) 現病歴
>   病歴は，主訴の始まった時期だけでなく，さらにQOLの低下した時期を尋ねて，そこから経過を聴くことで患者が抱えている種々の問題と主訴との関係が明らかになることがある．病歴が長い場合や，同じ症状に対して多くの医療機関を利用している場合は不安等の心理的な要因が大きい可能性がある．
>
> 3) 既往歴
>   内科等の身体科で自律神経失調症，過敏性腸症候群，更年期障害，過換気症候群，線維筋痛症，慢性疲労症候群，化学物質過敏症等と説明されて治療を受けている．また，睡眠導入薬や抗不安薬などを投与されている患者は，医師が精神医学的な背景を疑っている場合があるので注意する．

図1 心身医学的問題に配慮した医療面接のポイント（和気裕之，島田　淳．歯科診療に心身医学・精神医学を利用しよう―第2回　心身医学・精神医学の歯科診療への応用法―．月刊保団連．2010；(1035)：53-57.）

歯科の各科の知識と技術が必要になりますし，さらに医科の病態に対する知識も必要になってきます．そういう意味で，歯科医の総合力が試される疾患だと思います．

中沢：総合力ということでは，患者さんへの対応ということに関して，私の医院ではスタッフも患者さんの訴えを聞き入れ，簡単なカウンセラーの役割を果たせるようになりました（症例1）．そうなると，診療室全体の雰囲気をよくするというメリットもあります．内装がきれいとか，良い音楽が流れているという以上の効果が出て，院長として医院を経営する立場でもよかったと思います．やはり開業医は経営の面も必要です．顎関節症の治療に来た患者さんが新しい患者さんを招いてくれますから，私の医院が何とかやっていけるのは，顎関節症の治療で学んだことが役立っていると思いますね．

田口：私も中沢先生と同じ意見です．他科に送った患者さん，たとえば精神疾患の合併が疑われる患者さんを心療内科へ対診したり，訴える痛みに関して患者さんをペインクリニックへ紹介したりしても，「自分の言っていることをよく聞いてもらえない」という事情で戻ってきてしまうこともありますよね．これは，詳しく病態を説明するなど患者さんとのラポールの形成が重要であるということだと思います．

中沢：患者さんが戻って来るというのは，田口歯科医院の雰囲気が好きだと思うからではないでしょうか．歯科医院は患者さんから「怖い」と思われるのが一番問題ですから，良いことだと思います．

田口：患者さんの話を聞いて同感し，一緒に悩むことが，良い効果をもたらしているのかもしれません．

症例1　担当歯科衛生士とのコミュニケーションが症状の寛解に役立った症例（中沢）

患者：46歳，女性，主婦
主訴：① 顔の痛み，② 左右頸，目の痛み，③ あちこちの痛み
既往歴：特になし
　WHO身体表現性障害診察用アンケート；身体表現性障害の疑いが濃厚（井川雅子先生のご教示による）
現病歴：
　初診の2年前に発症した．原因不明の疼痛が続き，内科や耳鼻咽喉科，眼科を受診したが異常なしと診断．歯科で智歯の抜歯，歯の治療などを受けたが変化なく，顎関節症と診断されていろいろなスプリント療法などを受けたが，ときには増悪したので寝て暮らしていた．なお，スプリントは1年以上，昼夜装着しており，装着しないと不安とのことである

現症：
① 両側顔面，目に自発痛
② 右側顎関節空隙圧痛，両側側頭筋，両側咬筋，両側内側翼突筋，両側胸鎖乳突筋に圧痛
③ 両側の顎運動は異常なし（1-1，1-2）
④ 臼歯は両側とも開咬（1-3〜1-7）

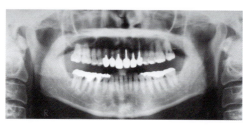 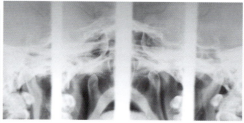

1-1，1-2　初診時パノラマX線写真と4分割法
　顎関節部の変形などの異常所見や，上顎洞炎はない．また，下顎頭の動きに制限はない

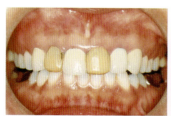 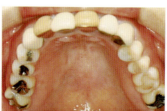 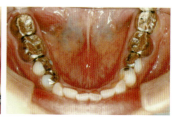

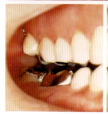 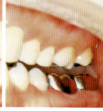

1-3〜1-7　初診時口腔内写真
　両側臼歯部がオープンバイトになっているのは，一日中スプリントを装着していたためと考えられ，患者にとって甚大な被害である．食事ができないのは当たり前であり，この状態で食いしばったら，関節の負荷ははかりしれないものになっているはずである

診断：咀嚼筋痛障害（口腔心身症）
治療方針：担当歯科衛生士による歯周治療と並行して行う．抗うつ薬を精神科医に依頼して処方，プロのカウンセラーによるカウンセリング，セルフコントロールの指導，スプリントの夜間装着，両側咬筋ブロック

治療経過：
　悲しみや痛みがかなり改善したため，臼歯部の開咬を改善するべく銀合金による補綴を行ったところ，違和感なく食事が楽になった．初診の1年後にはかなり痛みがなくなり，気分も楽になった．

初診3年6カ月後に補綴を終了し，症状はほぼ安定した．そこで，歯周治療の経過観察を行いながらメインテナンスに移行し，良い状態を維持していた．

初診8年後，整体師による書籍で，外反母趾があるといろいろな病気になるという内容を読み，頚にコルセットとテーピングを行うようになった．このときのWHO身体表現性障害診察用アンケートでは，一時期改善した訴えが再発していた．危険なのでコルセットとテーピングを中止するよう指導したが，患者はこの整体師の「第一頚椎が自律神経を圧迫しているので，コルセットを外しては危険」「現在，自律神経失調症である」という言葉にとらわれて抜け出せず，つらくなっているとのことであった

歯科衛生士による簡易カウンセリング：
担当歯科衛生士は，世間話をしながらTBIとPMTCを行っており，外反母趾の治療の件も歯科衛生士が聞き出したことである．患者は体調以外の日常の生活について，あれこれ相談している．カルテの記載によると，体調についてや日常生活のうれしかったこと，悲しかったことやつらいことなど，患者が気にしていることのほとんどを話しているようである．また，患者は話しながら自分の問題に次第に気づいていく様子がある．

歯科衛生士の処置が終わると，最後に歯科医が現れて病状について医学的に解説を行い，これを数回繰り返すことで，先の外反母趾と整体師，頚椎のコルセットなどへのとらわれと依存心が消失していった．それと同時に，自分の力で治すという強い意志が生まれた．もちろん，歯科衛生士が誘導するのでなく，自分の思いのなかで生まれてきた事象である．

あとは時間の経過とともに自然に症状は消失した．初診から10年後に至る現在（1-8〜1-11）まで，担当歯科衛生士による歯周治療と心のケアによって，波はあるものの何とか維持しているようである．現在は何を食べてもおいしくて，本当に幸せだそうである

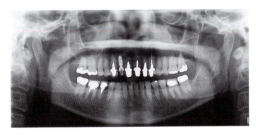

1-8 治療後10年のパノラマX線写真
特に異常な所見はない

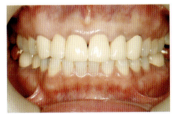 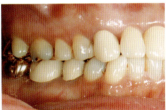 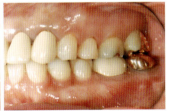

1-9〜1-11 補綴処置後の口腔内
臼歯部のオープンバイトは治っている

考察：
患者は自分の体に対する思いがとても強く，医療者の言葉を，まるで神の啓示のようにとらえてしまう傾向がある．また，心の葛藤が身体症状として現れやすい．

医療者のなかでも最も身近に感じられる歯科衛生士が，体の不調についての訴えを真摯に聞き，患者と一緒になって心配するという状況が必要であった．躊躇している患者と一緒に歯科医のアドバイスを聞き，また，症状の改善を一緒に喜ぶという態度が，身体症状として現れやすい患者の，こだわりをほぐして通常の状態に戻してくれるのではないか

島田：そうすると，顎関節症治療は収入にならないからということで敬遠されがちですが，顎関節症治療を行うことでの付加価値が大きいということですね．

◆ 初診時における患者対応

中沢：それでは，実際に来院された患者さんに対して，どのようなプロセスをとっているのか教えていただけますか．

島田：医療面接ののち，通常のパノラマX線写真と必要があればパノラマ顎関節4分割を撮影し，病態の説明をします．どのような状態か，どういう原因が考えられるのか，この段階で現状について理解していただくのが治療効果につながります．

髙野：検査，治療計画だけではなく，そのことによってどのような状態となるかといったビジョンを説明すると患者さんは安心します．すべての患者さんに対してではありませんが，極力説明するようにしています（図2）．

和気：私の医院では，受付のスタッフが患者さんに受診の目的をうかがい，顎関節症症状らしいときには専用の問診票（図3）を渡しています．この問診票を使って医療面接を進めます．そして，一連の診察や検査を行って，顎関節症と診断された場合は，はじめに病態説明をしています．そこでは，顎関節症のメカニズムだけではなく，悪性の疾患ではないということや，生活習慣病の側面があることなどを話します．そのときに，同時にTCH（Chapter 6，113〜115ページ参照）の説明もしていますので，一部は治療も入っています．

中沢：セルフコントロールを促すということでは治療ですよね．

和気：そうなると思います．その後に口腔内の診察を行って，明確な咬耗や，舌や頬粘膜の歯の圧痕を見ます．また，薄いワッテを両側の臼歯部で噛んでもらい，歯が接触しない状態を作り，普段の感覚との違いや，どちらが楽かを聞いています．こうすることで，TCHを推測することができます．

　それから，起床時の顎や頚のだるさや歯の違和感の有無，また夜間や日中の食いしばりの自覚を尋ねています．そして，患者さんの了解が得られた場合は，上顎のスタビライゼーションスプリントの準備を始めます．また，心身の負担のサインとして症状が出ている可能性があるということを説明しています．うつぶせで寝ないなどの生活指導も行っています．

　しかし，こうした問診や説明から，特に心理社会的な要因が大きいときは，すぐに治療を始めず，医科との連携や大学病院への紹介を検討しています．

田口：私もほかの先生方とほぼ同じ対応です．患者さんが今どういう病態であって（表1），そのためにどういった治療をする必要があるのか，適用するとどのような効果があるのかという説明が必要です．

　というのは，患者さんがこれまでの医院で製作された大量のスプリントを持参される

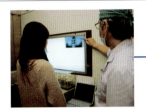
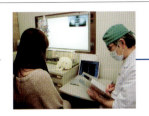

① X線写真の説明
初診時には，デンタルチェアにて通常の歯科的な診察を行ったのち，X線を撮影する．初診時には顎関節4分割撮影はせず，パノラマX線写真のみ撮影し，説明を行う

② 医療面接
チェアサイドで問診を行ってもかまわないが，顎関節症治療を行う必要性のある場合には，デンタルチェアではなく，通常の椅子にて90°の位置での医療面接を行うと，同じ目線で話を聞くことができる．問診後に治療計画，ビジョンを伝える

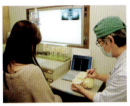

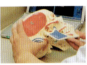
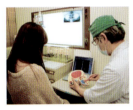

③ 顎関節の解剖学的説明
頭蓋骨の模型を用いて，顎関節の構造や，顎運動時のメカニズムなどを説明する．開閉口を模型上で行い，理解を得る

④ 日常生活への指導
図の患者は咬筋部の痛みを訴えていたので，日々の生活で，特に覚醒しているときに，噛みしめを行わないように指導した．日常生活の行動変容だけでは改善しない場合には，治療と診断のために，保存療法としてのスプリントの使用もあることなどを伝える

図2　ビジョンを説明する場合の手順（髙野）

ことがありますが，聞いてみるとなぜ入れるのか説明を受けていないということや，ただ理由も言われず噛みしめをやめるように言われただけ，などという患者さんが多いのに驚いています．初診時は，やはり詳しく病態の説明と治療法選択の理由をお話しすることが最も重要です．

澁谷：私は企業内診療所で診療していますが，患者さんの多くは急患で来院します．患者さんも業務中の受診になりますのであまりお待たせすることができません．したがって，初診時は問診とパノラマX線写真で簡単に診断し，必要に応じて投薬を行います．2回目の来院で時間をとっていただいて，細かい説明，患者教育やほかに必要な治療を開始します．ただ，企業内診療所は初診の翌日に来院していただくことも可能です．また，顎関節症発症における寄与因子（Chapter 6，113ページ参照）として，仕事上の問題点などが考えられた場合は，その職場の背景について産業医に問い合わせることもあります．

問診票

治療に用いますので，診察の前に以下の予診票にご記入をお願いいたします．

お名前：　　　　　　　様，男・女，　　歳，記入日　平成　　　年　　月　　日

1. 今回，受診された一番の目的は何ですか？　具体的にお書きください．
   _____
   _____

2. 次の症状はありますか？
   1) 口を大きく開けようとしたときに，痛みがありますか？　　　　　　　　　　　［ない・ある］
   2) 硬い物を噛んだときに，痛みを感じることがありますか？　　　　　　　　　　［ない・ある］
   3) 口を大きく開けにくいことがありますか？　　　　　　　　　　　　　　　　　［ない・ある］
   4) 口を開けたり，閉めたりするときに音がしますか？　　　　　　　　　　　　　［ない・ある］
   5) 口を開くときに，下アゴが右か左に曲がりますか？　　　　　　　［ない・わからない・ある］

3. 最近の1週間，口やアゴ，顔などの症状はどの程度ですか？　下の線の上に×をつけてください

   ［全くない］　◀――――――――――――――――▶　［これまで経験したなかで一番強い］

4. 最近の1カ月間，からだの症状や悩みなどで日常生活（家庭や職場，学校等）の支障はどの程度ありましたか？　下の線の上に×をつけてください

   ［日常生活の支障はなかった］　◀――――――――――――――――▶　［日常生活がほとんどできない］

   日常生活の支障となる問題に，順番をつけて具体的に記入してください
   1)
   2)
   3)
   4)
   5)

5. 現在，通院している医療機関はありますか？　［ない・ある］　あると答えた方は，○をつけてください
   1) 歯科，2) 内科，3) 外科，4) 耳鼻咽喉科，5) 整形外科，6) 脳外科，7) 神経内科，
   8) 心療内科または精神科，その他：［　　　　　　　　　　　］

6. 現在，医者からもらって飲んでいるお薬があれば記入してください
   ［　　　　　　　　　　　　　　　　　　　　　　　　　　　］

7. これまで入院や手術，また長期間治療を受けたことはありますか？
   1) 手術を受けたことは，［ない・ある］．ある方は何科ですか？　［　　　　］，［　　　］歳頃
   2) 入院をしたことはありますか？　［ない・ある］　ある方は何科ですか？
      ［　　　　　　　］，［　　　　　］歳頃
   3) 長期間の治療を受けたことはありますか？　［ない・ある］　ある方は何科ですか？
      ［　　　　　　　］，［　　　　　］歳頃
   4) 睡眠薬や安定剤をもらって飲んだことはありますか？　［ない・ある］　ある方は何科ですか？
      ［　　　　　　　］，［　　　　　］歳頃

8. 現在の食事・食欲・体重・睡眠
   1) 食事の回数は，1日何回ですか？　［1回・2回・3回・それ以上］

2) 普通の食事（家族と同じもの）は取れますか？
   ［食べられる・避けている食べ物がある・ほとんど食べられない］
3) 食欲はありますか？　［ない・ある］．ない場合は，［　　年　　月］頃から
4) 体重の増減はありますか？　［ない・ある］
   ある場合は，いつ頃：［　　年　　月］，何キロ：約［　　　　］・［増・減］
5) 不眠の自覚はありますか？　［ない・ある］

9. 現在のストレス・気分・その他
   1) ストレスの自覚はありますか？　［ない・ある］
      ある場合は，具体的には，（　　　　　　　　　　　　　）
   2) 最近の気分はどうですか？
      ① 不安感は，［ない・ある］
      ② 緊張感は，［ない・ある］
      ③ 憂うつ感は，［ない・ある］
      ④ 気力の低下は，［ない・ある］
      ⑤ 集中力の低下は，［ない・ある］
      ⑥ 興味の低下は，［ない・ある］
      ⑦ 能率の低下は，［ない・ある］
   3) 悩みや困りごとを相談できる家族や友人は，［いる・いない］
   4) 夜間，歯ぎしりをしていると言われることはありますか？　［ない・ある］
   5) 昼間，歯を噛みしめていることに気づくことはありますか？　［ない・ある］

10. ご家族について記入してください
    1) ご両親の年齢は，父親［　　］歳，母親［　　］歳
       亡くなっている場合は，亡くなったときの年齢は，父親［　　］歳，母親［　　］歳
    2) ご兄弟は，［なし・あり］いる方は，［　　］人
    3) 配偶者は，［なし・あり］いる方は，［夫・妻］：［　　］歳
    4) お子さんは，［　　］人
    5) 現在の同居のご家族は，ご自分を含めて［　　］人
       上記の近親者のなかで，大きな病気や手術をされた方はいますか？　［いない・いる］

11. お仕事
    1) 現在，仕事は，［していない・休んでいる・している］
    2) 仕事をされている方は，［常勤・パート］，また，職種は何ですか［　　　　］

　　　　　　　　　　　　　　ご協力ありがとうございました．　みどり小児歯科

図3　当院で使用している，顎関節症が疑われる患者用の問診票（和気）

表1　顎関節症の病態分類（2013年改訂）

・咀嚼筋痛障害（Ⅰ型）

・顎関節痛障害（Ⅱ型）

・顎関節円板障害（Ⅲ型）
　　a：復位性
　　b：非復位性（クローズド・ロック）

・変形性顎関節症（Ⅳ型）

＊1. 重複診断可
　2. 顎関節円板障害の大部分は，関節円板の前方転位，前内方転位あるいは前外方転位だが，内方転位，外方転位，後方転位，開口時の関節円板後方転位等を含む
　3. 間欠性ロックは復位性顎関節円板障害に含める

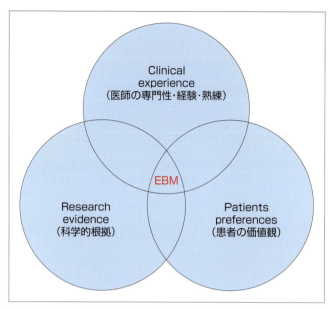

図4　本来のEBM（澁谷）

中沢：私も診断とインフォメーションということは一緒です．ただ，インフォメーションはできるだけ多く出すようにしています．患者さんがすべてを憶えているかどうかわかりませんが，安心していただくためには必要です．これまでのカリエス治療などにおいて，患者さんにインフォメーションを多く与えてきたか，ということについて自信はありません．このインフォメーションというのは歯科医があまり得意ではない分野だと思うのですが，顎関節症治療においては特に重要になってきます．

◆ 顎関節症治療におけるエビデンス

中沢：ここで話を少し変えて，EBMとNBMについて少し話したいと思います．たとえば，スプリント療法は効果がないというエビデンスも出ていますが，現実にはセルフコントロールのできない夜間就寝時の患者さんに対し，スプリントを使わずに何ができるのでしょうか．

田口：EBMが通用するものとしないものとがあるような気がします．米山公啓先生の『医学は科学ではない』（ちくま新書）を読んで非常に納得しましたが，この本では内科医・外科医などに名医がいること自体，「科学」ではないというようなことが述べられています．その点では特に顎関節症治療，たとえば術者のテクニックによって差が出るスプリント療法などについて，エビデンスが有効とは思えません．中沢先生のおっしゃる

> 1) EBM（Evidence-Based Medicine）；根拠に基づく医療
> 　臨床上の決断の土台として入手可能な範囲で最新の研究成果を系統的に検索，吟味し，最も信頼できるエビデンス（根拠）を把握したうえで，個々の患者に特有の臨床状況と患者の価値観を配慮した医療を行うための一連の行動指針．
> 　（福井次矢．EBMへの誤解をとく．EBMジャーナル．2000；1；5-7）
>
> 2) EBMのアプローチの5つのステップ
> 　① 臨床上の疑問を解答可能な形で挙げる
> 　② エビデンスを探す
> 　③ エビデンスの妥当性と関連性の点から批判的に吟味する
> 　④ エビデンスと自分の臨床的専門技能や患者の価値観を統合し，診療に関わる決断をする
> 　⑤ 以上の過程を経て行われた診療の結果を評価する
> 　（ダグラス・バデノックほか．EBMの道具箱．中山書店，2002；1-2）
>
> 3) NBM（Narrative-Based Medicine）
> 　物語りに基づく医療；患者が対話を通じて語る病気になった理由や経緯，病気について今どのように考えているかなどの「物語」から，臨床医が病気の背景や人間関係を理解し，患者の抱えている問題に対して全人的（身体的，精神・心理的，社会的）にアプローチしていこうとする行動指針．
> 　（トリシャ・グリーンハルほか．ナラティブ・ベイスト・メディスン　臨床における物語りと対話．金剛出版，2001；252-258）
>
> →現在，エビデンスのみに基づいたサイエンスとしての医療を，EBMとして一般的に理解されていることが多い．これと逆の立場のアートとしての医療がNBMである．両者は対立するものではなく，むしろ互いに補完するものといえる

図5 EBMとNBM（澁谷）

ように，夜間の噛みしめなどに対しては，スプリントは必要不可欠であり，今までのスプリントに関する多くの論文も，顎関節症のどういった症状・症例にどのようなスプリントを応用したかというように，的を絞りシステマティックに検討した論文はないのが実情です．そのことが，スプリントにはエビデンスがないのではないかという考え方に結びついていると思います．

澁谷：集団の平均的な結果であるエビデンスは，患者さんの個々の状況に当てはめるには厳しい面もでてきますよね．EBMの本来の定義は，「質の高い論文などから最新のエビデンスの情報を得て，臨床医の今までの経験・技術・知識と個々の患者の考え・好みなども含めて最終的に診療を行うプロセス」ということなのですが（図4），現在はエビデンスのみに基づいたサイエンスとしての医療を，EBMとして理解されていることが多いようです（図5）．

中沢：個々の患者さんを診るということでは，たとえば患者さんの物語性を重要視するNBMが大切です．私の考えとしては，一人の患者さんを前にした医療はナラティブ（物語り性）なもので，一方，サイエンティストとして考えのベースにエビデンスをもつという具合に，絶えず二面をもつ必要があります．

和気：ただ，研究機関がエビデンスを強調するのは，特に顎関節症に関しては自己流の治療法が氾濫しており，警鐘を鳴らすという意図もあるのではないでしょうか．

髙野：たしかにそうです．主観ではなく客観で判断する必要があります．科学として治療法を評価するという意味があると思います．

和気：しかしながら，論文をつくる際には臨床で役立つテーマより，動物実験やランダム化比較試験（RCT）など結果の出やすいテーマが多くなってしまうと思いますので，一般開業医で知りたいものと離れてしまうでしょうね．

髙野：研究デザインとして，どうしても結果が出て評価ができるものしか選べないのは仕方ないのでしょう．

中沢：エビデンスというものを頼りにしていますが，顎関節症ではよりベースとなる病理学，生理学，解剖学，神経科学，精神医学などの知識をもとにナラティブに対応していく場合もありますよね．

髙野：もちろん，臨床において有効なエビデンスもありますので，ツールとしての扱い方に気をつければよいということだと思います．

島田：エビデンスに基づく治療を行ったのに目の前の患者さんが治らなかった場合，患者さんにもう一度話を聞いて，ナラティブなアプローチを含め診断をやり直す，ということになると思います．やはり，最初からナラティブな面にも注意しておくと，そのような事態は避けられるはずです．

中沢：患者さんごとに診ていくということが大切なのでしょう．私たちはスプリント治療の重要性についてこれまでも述べてきましたが，だからといって「何はともあれスプリント」では絶対にいけないと思います．あくまでも患者さん個人に合わせた対応の一つです．

澁谷：治療の選択肢をたくさんもっておくということでしょう．

◆ 治療についてどのように考えていくのか

島田：ここまで話してきた内容を見ると，これから顎関節症治療に取り組もうとする先生にとっては，どうしても勉強量が多くなり，敷居が高く感じられるのではという心配があります．また，実際にはそれほど大がかりな治療を行わなくても治る患者さんのほうが多いわけですが，メディアなどでは全身的な症状と絡めて，顎関節症を怖がらせている傾向にあるようです．顎関節症の治療を始めると，いろいろな患者さんが来て大変なことになるというイメージがありますよね．

田口：いわゆる「ゴミ箱的な診断名」になってしまっているのが，混乱を招く要因の一つです．日本顎関節学会によると，「顎関節や咀嚼筋の疼痛，関節（雑）音，開口障害あるいは顎運動異常」を有するという概念があります．しかしながら，そのような症状がないのに「咬み合わせが悪く腰が痛いから顎関節症と言われた」などという患者さんが来院したりします．

また近年，医科の臨床研修に精神科が必須になった背景として，精神的疾患をもった患者さんが増えてきているということがあります．同様に，顎関節症の患者さんにもそのような方が増えてきているというか，認識が高まっていますので，私は精神科領域の勉強をしましたし，現在も勉強を続けています．

髙野：顎関節症の治療には，多くの知識や技術が必要であることも事実です．ただ，ある程度の勉強をされた方なら，顎関節症の患者さんを診ることから始めて，必要に迫られてさらに勉強を行うことがあっても，患者さんに対して失礼なことではないように思います．とにかく侵襲性のある治療や非可逆的な治療は極力避けて，生活習慣などを改善することからでもよいと思います．お話をよく聞き，よく観察することではないでしょうか．

和気：基本的に，歯科にかぎらず何科の患者さんも心身両面で診る必要があります．一方で，これまでの歯科は器質的な疾患への対応が得意でした．日本顎関節学会では身体的評価であるⅠ軸についての研究や治療の発表が多いのですが，開業医による実際の臨床では心理社会的な要因（Ⅱ軸）をもつ患者さんへの対応についての悩みが多いわけです．しかしながら，学問としてはこれを取り上げることは少なく，一般開業医が苦労する「顎関節症」と，研究の対象となる「顎関節症」は違っているのではないでしょうか．顎関節症治療が厄介というのは，田口先生のおっしゃる「ゴミ箱的」になっている，このⅡ軸への対応のことだと思います．

中沢：和気先生が指摘された複雑な症例への対応を通して，顎関節症治療は一般歯科医の先生が精神科や耳鼻科などの医科と，最も多くの接点をもつ疾患になると思います．医科の知識が必要になって勉強すると，医科の先生の信頼も受けられるようになります．

和気：医科の先生と関係が築けると，顎関節症の患者さんを耳鼻科や整形外科から送ってもらえることもあります．一方で，頭痛や三叉神経痛などの患者さんを脳外科や神経内科に送ることもありますし（**症例2**）．

田口：医科から送られてくる患者さんの多くは，いわゆる顎関節症としての症状をもつことが多いのですが，歯科から来る患者さんはさまざまです．

和気：医科の先生は専門でなくても一定の精神科の知識があるため，その疑いのある患者さんは歯科に送らないというのがあると思います．

田口：なるほど．それと同じことだと思うのですが，私は一般開業医が判断すべきこととして，初期治療を行う患者さんと，専門の施設による対応が必要な患者さんを分ける能力を身につけることが重要だと思っています．さらに一般開業医は運動療法，スプリ

症例 2　線維筋痛症・抑うつ状態を伴った顎関節症患者に対する歯科医院での対応（和気）

患者：33歳，女性，休職中
主訴：① 両側の顎の痛み，② 全身の痛み（特に上半身），③ 右下奥歯の痛み
既往歴：
　線維筋痛症で膠原病科と精神科を通院中（リリカ®・ドグマチール®・デパス®を投与されている）＊鎮痛薬，筋弛緩薬，抗うつ薬で薬疹の既往あり
現病歴：
　2年前の交通事故で頸椎を損傷し，その後，不眠・食事がとれない・体力の低下等の症状で休職（会社員）．医師から免疫低下に伴う感染症等の治療を受けた．約1年前から両側の顎のだるさと痺れ感が出現．数カ月前に膠原病科で"線維筋痛症"と診断され，その頃から両側の耳の下から頬の痛みがひどく，食事ができない．また，下顎右側臼歯部が腫れて痛い．
現症：
① 顔貌・顔色；顔貌の異常なし，顔色は青白い．表情は暗く，精気がない
② 歩行；ゆっくりした，力のない歩行
③ 会話・対応；声は小さく，聞きとりづらい．構音の障害はない．対応はしっかりしている
④ 口腔外所見；
・顎下リンパ節；異常なし
・顎顔面頸部の診察；
　疼痛；顎関節部に圧痛・運動痛なし．両側後頸〜前頸部に圧痛あり．右側頭筋部・咬筋部に圧痛あり．疼痛（自発痛）は日によって変化する．日内変動は，夕方から夜と起床時に強い．食事中は特に悪化しない
　開口障害なし（自主開口域；42 mm）
　関節雑音なし
⑤ 口腔内所見；
　$\overline{8}$は半埋伏状態で周囲歯肉の発赤・圧痛あり（6年前にも同様の症状で当院を受診し，抗菌薬で改善した既往あり．その後も，疲れると症状が出る）
　両側頬粘膜に歯の圧痕あり
⑥ その他；歯ぎしり・食いしばりの自覚あり．頭痛（緊張型と診断されている）．憂うつ感の自覚あり
検査：X線検査では，$\overline{8}$の半埋伏以外に所見なし．歯周基本検査で，$\overline{7}$の遠心に6 mmの歯周ポケットあり，プロービングで出血あり
診断：① 右側顎関節症（咀嚼筋痛障害），② $\overline{8}$智歯周囲炎
＊線維筋痛症・緊張型頭痛・抑うつ状態を伴う

ント療法という可逆的・保存的な初期治療をファーストチョイスとし，それで効果がなければ咬合治療の適応かどうかを考えます．それでも良くならない患者さんについては専門の施設を紹介していくというシステムをつくらないといけません．

◆ 多くの患者は一般開業医での対応が可能

田口：まずは開業医ができる初期治療をマスターすることで，初期治療によって対応できる患者さんを振り分けるようにしないといけないのではないでしょうか．今は大学など専門の施設に患者さんが殺到してしまい，そのため本当に専門的な治療を必要とする患者さんが，かえって通常の患者さんと同じような対応をされてしまい，ドクターショッピングにつながってしまうという現象があるのも事実です．

和気：精神的な要因のない患者さんについては，診断や治療法も明確になってきており，TCHの是正や運動療法などの理学療法によってかなり改善し，経過もほぼ予測できます．まずは一般開業医が初期治療で対応できるかできないか，評価する必要があると

治療方針：
　診断①に対しては病態説明，生活指導，理学療法（マッサージ），スプリント療法
　診断②に対しては，口腔衛生指導および含嗽薬の投与，全身状態を診て抜歯．医科との連携

情報提供書：膠原病科および精神科宛

> お世話になります．患者様は，#1両側の顎の痛み，#2全身の痛み（特に上半身），#3右下奥歯の痛みを主訴に当院を受診されました．診察および検査から，#1右顎関節症（咀嚼筋痛障害），#2右下智歯周囲炎（*線維筋痛症・緊張型頭痛・抑うつ状態を伴う）と診断しました．
>
> 診断#2に関しては歯科での対応が可能ですが，診断#1は線維筋痛症・緊張型頭痛・抑うつ状態等との関連性も考えられ，顎関節症に対する一般的な治療では改善しない可能性があります．
>
> 上記の内容を患者様に説明し，治療方針として診断#1に対しては病態説明・生活指導・理学療法（マッサージ）・スプリント療法，診断#2に対しては口腔衛生指導・含嗽薬の投与，および全身状態を診て抜歯をお伝えしました．なお，咀嚼筋部の疼痛は自発痛も伴い，顎関節症の典型的な状態とは言えず，当院での治療後も持続・悪化する可能性が考えられます．また，全身の疼痛は歯科疾患と関連性がないと思われます．
>
> 以上，情報提供をさせていただきました．今後ともどうぞ宜しくお願いいたします．

治療経過：
　2週間で，診断①は著しい変化はないが，症状に対する不安感は軽減した．②の自覚症状および所見は改善した．その後，1カ月ごとに診察を行い，①はほぼセルフコントロールが可能，②は抜歯を希望せず経過観察とし，7カ月で通院を終了．全身の症状は一進一退の状態であるが，日常生活の支障度は改善傾向にある

考察：
　このように複雑なケースでは，SOAP診療システムで整理し，歯科医が対処する問題と医師に依頼したり連携したりする問題とを，明確にすることが必要となる

いうことですよね．

髙野：精神科的対応が必要なケースも確かに多いですが，時間をとってお話を聴くことで，治療に対する協力度や理解度などを知ることにより，治療計画を修正したり選択したりできるのではないでしょうか．一人で抱え込まずに，経験の多い方に相談したり，紹介したりすることを忘れなければよいと思います．

田口：さらに紹介ということでは，たまたまその先生ご自身が口腔外科の出身だから口腔外科に紹介する，ということが多くなされているような気がします．本当は補綴的な対応を必要とする患者さんが口腔外科で運動療法を行う，または口腔外科的対応を必要とする患者さんが咬み合わせ専門の施設に紹介され，さまざまな治療を受けても効果がない，ということもまた，ドクターショッピングにつながってしまいます（症例3）．

澁谷：また，気をつけないといけないのは，たとえば咬合調整を行ったのちに症状が軽くなった患者さんは，本当は自然寛解で良くなったにもかかわらず，その歯科医は咬合調整によって良くなったと考え，次に来た同じ症状の患者さんに咬合調整を行ってしまうことです．一方で，咬合調整の効果がなかった患者さんは別の歯科医院に移ってしま

症例 3　歯科治療後，右の顎の痛みと咀嚼時の疼痛，開口障害を訴えた症例（田口）

患者：68 歳，女性
主訴：右側の顎の痛みと咀嚼時の疼痛，開口障害
既往歴：特になし
現病歴：

約 1 年前，上記症状を主訴に近医歯科受診した．「これは，顎関節症という病気で，噛みしめが原因だから，噛みしめを直せば治ります．鎮痛薬でも出しておきます」といわれたが，2 週間たっても全く改善せず，むしろ痛みが増加してきた．それを訴えると，口腔外科の病院へ行きなさいといわれて，紹介状をもらった．

口腔外科を受診したところ，「関節に変形がありますね」といわれ，前医とは異なる種類の NSAIDs を処方され，安静を指示された．義歯が噛みにくいと訴えたが，「義歯は関係ありません」といわれ，診てもらえなかった．薬の服用後，数時間は痛みが半減したが，すぐに元に戻った．口腔外科医からは「関節の病気は自然に少しずつ改善しますから」といわれたものの，半年以上も物が噛めない状態が続き，全く改善が見られなかった．

そのうち耳まで痛くなり耳鼻科を受診したが，耳は問題ないと言われ，途方にくれた．整形外科，接骨院など良いと言われるところをいろいろ行ってみたが，解決にはならなかった．

これまでと違う歯科を受診したところ，当院を紹介され，来院した．

現症：
① 全身状態；咀嚼障害のため痩せており，神経質な感じ
② 局所所見；
　1 年以上に及ぶ咀嚼障害，開口障害があるため，触診にて筋肉の菲薄化が著しく，咀嚼筋の筋力低下は著しい状態であった．初診時最大開口域 30 mm で，下顎の右方偏位を認めた．
③ 口腔内所見；
　両側下顎大臼歯が欠損し，局部床義歯が装着されていたが，右側大臼歯部は義歯が摩耗して咬合紙が抜ける状態で，噛みしめると顎関節部に激痛が走った．パノラマ X 線所見では，変形所見があり（**3-1～3-3**），クレピタスを認めた．最大開口域は 30 mm で，開口時に下顎の右方偏位を認めた（**3-4**）．

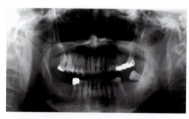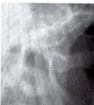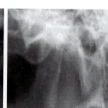

3-1～3-3　初診時のパノラマ X 線写真
　疼痛が強いのは右側であるが，両側顎関節ともに下顎頭表面が不鮮明で，erosion を呈している

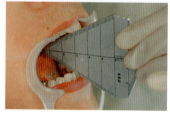

3-4　初診時最大開口域 30 mm．下顎の右方偏位を認めた
　最大開口時，右側顎関節に疼痛あり．噛みしめ時にも，右側顎関節に激痛を自覚

診断：変形性顎関節症（Ⅳ型）
治療経過：

右側顎関節の動きが悪く，変形所見があることなど，病状について詳しく説明後，運動療法により疼痛改善の可能性を解説した．承諾後，ストレッチ療法を施行し（**3-5～3-8**），その結果，最大開口域は 30 mm から 41 mm まで拡大し，疼痛も VAS75 から 30 へ改善した．すると両側の大臼歯部の咬合状態はさらに隙間が空いた感じが強くなり，咬合紙が引っかからなくなった．

義歯の摩耗による低位咬合が疼痛の引き金になっていると判断し，ただちに義歯咬合面に即時重合レジンにてレジン添加を行ったところ（**3-9～3-14**），噛みしめても疼痛は VAS10 まで

改善した.患者にとっては1年半ぶりの楽になった感じに,今までは何だったのか,早くここを受診していればよかったのに,残念でならないと訴えた.

さらに,夜間の噛みしめに対し,スタビライゼーションスプリントを装着し(3-15),顎関節への負荷の軽減(保護する目的)を図り,ホームケアとしてストレッチ運動を指示した.

それにより,2週後の再診時には,疼痛はほとんどなくなるも,クレピタスは残存した.顎関節の変形は早期には改善しないこと,またクレピタスの関節(雑)音も特に気にしなくてよいことをしっかり説明し,長期にわたる経過観察が必要であることを納得してもらった.

考察:

咬合要因は,各種発症要因の一つであり,まずは可逆的保存治療を優先すべきであるというコンセンサスは得られている.天然歯における不正咬合や,ごく一部の不良補綴装置の場合は,まずは可逆的保存治療法にて経過をみるべきであることは言うまでもない.しかし,変形性顎関節症症例における多数歯の不良補綴装置(特に臼歯部の低位咬合)については,そのかぎりではない.運動療法・スプリント療法など可逆的保存治療は当然第一選択であるが,噛めない義歯については,しっかりとした咬合支持を付与することで,疼痛の改善につながる.

本症例は,咬合要因が疼痛の原因となっているため,咬合治療を専門としない口腔外科を受診しても1年以上にわたり改善がみられず,患者をドクターショッピングへ走らせる要因となったものである.補綴関係の専門施設を紹介されていれば,結果は変わっていた可能性が高い.

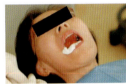

3-5 患側である右側大臼歯部に,小折ガーゼをおく

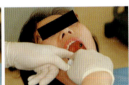

3-6 まず右手示指を大臼歯部の上にのせ,その上から左手示指をのせる

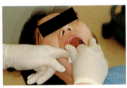

3-7 右手拇指を患側上顎小臼歯部にあてがい,患側大臼歯部を下方へストレッチ(牽引)する

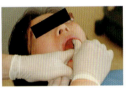

3-8 患側ではないが,左側顎関節にも変形を認め動きがやや悪いため,右側と同じようにストレッチする

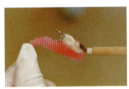

3-9 下顎義歯(右側大臼歯部)の咬合状態は,咬合紙がスーと抜ける状態で,噛みしめると右側顎関節に激痛が走った.そこで,ストレッチ後に義歯の咬合面にレジン添加を行った

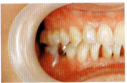

3-10 レジン添加した義歯を口腔内に装着し,噛ませる

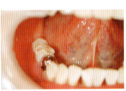

3-11 対合関係が印記され,余剰部がはみ出している

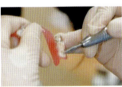

3-12 義歯の咬合面の形態を修正する

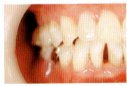
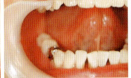
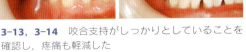

3-13,3-14 咬合支持がしっかりとしていることを確認し,疼痛も軽減した

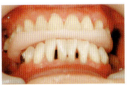

3-15 夜間の噛みしめに対し,スタビライゼーションスプリントを装着し,顎関節への負荷の軽減(保護する目的)を図り,ホームケアとしてストレッチ運動を指示した

いますが，その歯科医のなかでは自ら行った咬合調整で治ったから来なくなったと考える傾向にあります．

中沢：初期治療で対応できる患者さんについては，「様子をみていたら治まりました」というように，患者さん自身で治してしまっていることも多いと思います．セルフリミッティングといわれる部分です．一方で，セルフリミッティングではない症例もありますので，何らかの治療を行う必要がある患者さんも存在していて，一般開業医が苦労するのは，そのなかでも特に対応が難しい患者さんではないでしょうか．とはいえ，一般開業医の先生には，多くの患者さんがセルフリミッティングであるか，初期治療で良くなるのだということを知ってほしいと思います．

　歯科医としてのスキルアップのために，これまで顎関節症への対応を敬遠されていた先生方にも，たくさんの治療の引き出しをもっていただきたいと感じています．

Chapter 2

術者による運動療法

塚原宏泰

中沢勝宏

田口 望

和気裕之

髙野直久

島田 淳

澁谷智明

◆ "攻め"の治療としての運動療法

中沢：ここからは，運動療法をテーマに考えていきたいと思います．大学病院の口腔外科での経験をもちながら，現在は開業医としても顎関節症治療にあたっている塚原宏泰先生に，運動療法の紹介と自院における適応を，具体的な症例を交えながら解説いただきたいと思います．

塚原：はじめに顎関節症の治療全般についてですが，最低限の原則をきちんと守ることで，治療方法の選択には苦慮することが少ないように感じています．つまり，それぞれの歯科医が違った治療方法やアルゴリズムで治療していても，まずは鑑別すべき他疾患を除外し，その後に病態診断に基づいて可逆的保存療法から開始するという基本は，重要です（図1）．

顎関節症に対する治療の選択肢は，ここに参加されている先生方と大きく異なるものではないと思っています（図2）．ただ，治療全体のなかで運動療法がどこに位置づけされているかは，術者によって多少は異なるかもしれません．

私のイメージでは，運動療法は「攻め」であり，生活指導などの行動療法は「守り」だと思っています．つまり，運動療法は痛みを伴ってでも，積極的に顎関節症の症状を緩和するよう働きかけるときに行い，一方，行動療法は顎関節症にならないようにする予防的な意味合いが強いと思います．もちろん，患者さんの状態によっては運動療法にスプリント療法も併用しますし，運動療法にパンピング（関節腔穿刺）が必要な場合もあります．また，運動療法を大きく分けると，術者によるものと患者自身が行うものとがあります．それぞれ異なった効果を期待するわけですから，きちんと目的を踏まえて，適応を考える必要があると思います．

田口：攻めと守りという表現は，的確だと思います．塚原先生のおっしゃるように運動療法には，術者の行う運動療法と，術者の指導により患者自身が行う運動療法があり，それらの種類と目的をまず理解することがきわめて重要ではないでしょうか．それらの手技・手法を，患者さんの病態・症状に合わせて適応していくためには，しっかりとした診察・検査・診断が必要です．

その1：顎関節症診断法の基本概念
鑑別すべき他疾患を除外する
①少なくとも顎関節症状あるいは筋症状の所見があること
②腫脹の有無（他覚所見として腫脹はない）
③自発痛の有無（長期間持続することはない）
④X線画像を確認すること

その2：病態診断を行い，それに準じた
可逆的保存療法から開始する
十分な既往歴や現病歴の問診や身体的診察・検査を行う
実際に行った治療法に対しての再評価を必ず行う
症状寛解後には セルフケア の指導を行う

図1 顎関節症治療の原則（塚原）

顎関節症の治療法	運動療法

顎関節症の治療法
- カウンセリング　（病態説明・心身医学的要因）
- 薬物療法　（NSAIDs、アセトアミノフェンなど）
- 理学療法　物理療法（マイオモニター・レーザー療法・マッサージなど）
　　　　　　運動療法
- 行動療法などの生活指導
　　　　　　（咀嚼指導・筋リラクゼーション・TCH是正）
- スプリント療法
- 外科療法　（パンピングマニピュレーション・顎関節腔洗浄療法）
- 歯科的治療　（咬合調整・咬合確立治療）

運動療法
術者が行うもの　　　　　　　患者自身が行うもの
下顎運動の障害がある
適応
- マニピュレーション
　非復位性顎関節円板障害
　（Ⅲb型）クローズロック
　（急性＞陳旧性）
- ストレッチ療法
　咀嚼筋ストレッチ療法
　咀嚼筋痛障害（Ⅰ型）
　顎関節包ストレッチ療法
　クローズロック（陳旧性）

- 下顎頭可動化訓練
　非復位性顎関節円板障害
　（Ⅲb型）クローズロック
　（陳旧性＞急性）
　咀嚼筋痛障害（Ⅰ型）
　顎関節痛障害（Ⅱ型）
- 円板整位運動療法
　復位性顎関節円板障害（Ⅲa型）
　間欠的クローズロック
- 筋ストレッチ開口訓練
　咀嚼筋痛障害（Ⅰ型）

図2　顎関節症の治療法と運動療法（塚原）

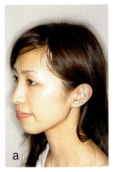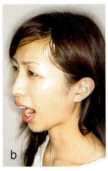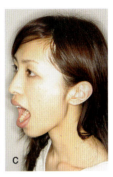

図3　開口の違い（塚原）
　スムースに動く顎関節には痛みがない．下顎頭の前方滑走が良好な顎関節には症状がない（a：閉口時，b：回転運動のみの開口，c：良好な滑走運動開口）

◆ 診査の注意点

塚原：運動療法は，主に開口障害などの下顎頭の運動障害がある患者さんに適応するわけですが，はじめに顎運動の診察・検査が必要です．その際，開口量に注目しがちですが，開口量は性別や身長などの体格によって大きく差が生じるために，開口量の数値だけを捉えていたのでは，運動障害を診断できません（塚原宏泰ほか．日本人成人顎関節健常者における最大開口量についての統計学的検討．日口外誌．1998；44(2)：159-167）．たとえば40 mm以上は正常で，それ以下は障害があるというような診断では困ります．

　下顎頭の運動は，回転運動と滑走運動が複雑に絡み合っていますが，回転運動のみの開口と，良好な滑走運動による開口では下顎頭の運動経路が違います（図3）．開口抑制があった場合は，その運動経路や運動スピード，左右差など，しっかりと下顎頭を触診して，何が原因なのかを判断しないといけないと思います．スムースに動く顎関節に痛みはなく，下顎頭の前方滑走が良好な顎関節に症状はないものです．顎運動に障害が生じることで関節や筋に痛みが出て，それが慢性痛につながると考えます．

　たとえば，図4は慢性的な筋の炎症で筋が拘縮してしまった患者さんです．この患者

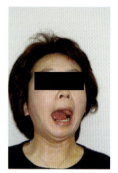

図4 筋の拘縮が強い患者（塚原）

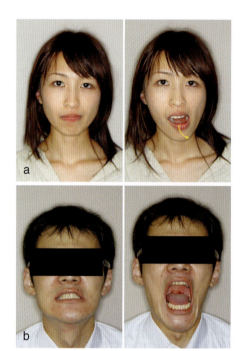

図5 クローズドロックによる滑走の左右差（塚原）
a：非復位性顎関節円板障害（Ⅲb型）左側急性クローズドロック．滑走量は右側100％，左側0％のため，開口時に患側である左側へ顎の偏位
b：非復位性顎関節円板障害（Ⅲb型）左側陳旧性クローズドロック．滑走量は右側100％，左側80％のため，開口時に患側である左側へわずかな顎の偏位．開口量は十分にあるため，見逃しやすい

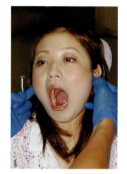

図6 下顎頭の運動域を触診（塚原）

さんは20年くらい開口障害があり，そのため開口筋の筋線維が変性していると考えられます．また筋の拘縮している部分には痛みが出ています．日常生活には大きな支障はありませんが，口の開けづらさと疲労時の全体的な顔面痛を訴えています．開口時にはこのように舌骨下筋群に過緊張がみられます．診察・検査から咀嚼筋腱・腱膜過形成症ではないことはわかっています．

また，見逃しやすい例として，開口量は十分にあるものの痛みがある患者さんがいます（図5b）．この場合は滑走量の左右差が問題です．先ほども述べましたように，患者さんの左右差，個体差をみながら，しっかり診察・検査することが必要です．ただし，一般的に精密な顎運動測定をする必要はないと考えています．

下顎頭の運動域や開口量を確認する際には，私は座位でヘッドレストがついている状

咀嚼筋腱・腱膜過形成症：咀嚼筋（咬筋・側頭筋等）の腱および腱膜が過形成することにより筋の伸展を制限し，開口障害をきたす疾患．開口訓練などの保存療法が無効で，咬筋腱膜切除と筋突起切除術が効果的

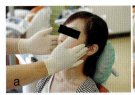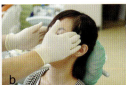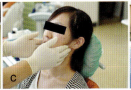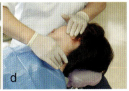

図7 触診法（田口）
a：顎関節の触診．開閉口を指示し，中指・示指でクリック・クレピタスなどの関節雑音を読み取る．下顎頭の動き，すなわち左右差や滑走運動のスムースさなどを触知する
b：側頭筋の触診．筋の発育状態・萎縮の有無，トリガーポイントの有無を触診する
c：咬筋の触診．筋の発育状態・萎縮の有無，トリガーポイントの有無を触診する
d：頚部筋の触診．胸鎖乳突筋・僧帽筋などの頚部筋の状況を確認する

態の患者さんに対し，ちょっと上を見ながらゆっくり口を開けてもらい，前方から触診を行います（図6）．

田口：顎関節症治療のなかで触診は重要な診察・検査の一つです．それには，顎関節の触診と関連筋群の触診があります（図7）．顎関節の触診では，関節雑音の種類・発生時期（開口初期・中期・晩期クリック，閉口時クリック），下顎頭の動き（前方滑走の量，左右の動きの差）を中心に診ます．一方，関連筋群の触診では，咀嚼筋群の触診（咬筋・側頭筋・内側翼突筋の一部）と，頚部筋の触診（顎二腹筋・胸鎖乳突筋・僧帽筋）をしっかりと診察・検査する必要があります（図8）．それらの筋に対し，トリガーポイントの有無・筋の拘縮の有無などを触診により判定します．その結果をもとに，どの運動療法を適応していくか決定することができます．

島田：運動療法はいつ開始しますか．

塚原：たとえば，開口障害を伴う急性クローズドロック症例であれば，初診時にマニピュレーションを行って，クローズドロックを解除するようにします．もしクローズドロックが解除されれば，劇的に患者さんの生活障害度が改善することを何度も経験しているからです（図9）．痛みが主訴の患者さんの場合，特に慢性痛であればはじめに十分な病態説明と鎮痛薬などの薬物療法を行い，経過をみながら運動療法の必要性を模索します．

田口：塚原先生の意見と同じですが，われわれ開業医は，初診時に患者さんの主訴・苦痛をいかに早期に解消してあげるかが重要です．急性クローズドロック例に対し，各種の診察・検査のみで，運動療法をはじめ積極的な治療を行わないのは，大きな間違いだと思います．まず，患者さんの苦痛を少しでも改善してあげる努力をすることが，一般臨床医の使命だと考えます．初診時での早急な対応が患者さんの利益につながり，受診して良かったと思ってもらう結果となり，いわゆる「大病院」との差となります．患者さん一人ひとりの病態にあわせた，小回りの利いたオーダーメイドの治療を行うことができるのが開業医の特色だと考えます．

中沢：運動療法を診断に使うことはありますか．

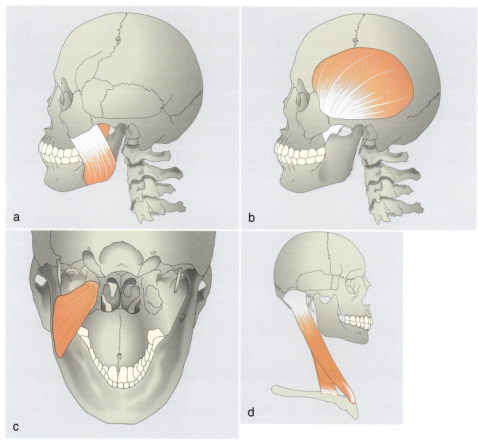

図8 主要な筋
　a：咬筋，b：側頭筋，c：内側翼突筋，d：胸鎖乳突筋
（中沢勝宏．筋肉．臨床家のための顎関節解剖学と顎関節症．歯界展望．2014；123（6）：1141-1147）

ロック期間	ロック解除率
2週間未満	74.6%
2週間〜1カ月	52.4%
1カ月〜3カ月	27.9%
3カ月〜6カ月	17.6%
6カ月以上	0%

図9 早めのクローズドロック解除は患者の障害度を劇的に減少させる（塚原宏泰ほか．顎関節クローズド・ロックの保存療法の治療評価に関する臨床的検討．日顎誌．1996：8（2）；453-464）

塚原：はい．たとえば開口障害が強い場合，はじめにクローズドロックが疑われますが，ときには筋や関節の急性炎症によって，関節円板に問題ない場合でも，下顎頭の運動障害が生じます．しかし痛みによる開口障害は患者さんに我慢を強いますが，強制開口で開口可能なことが多く，その際の鑑別に用います．

中沢：「痛い」「開かない」という訴えには心因性の可能性もありますよね．そのような

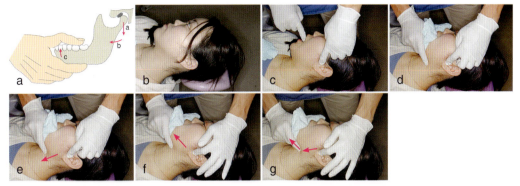

図 10 Farrar と McCarty によるマニピュレーションテクニック（塚原）
a：術者が患者の口腔内に拇指を入れ，下顎を把持し顎関節を下方へ牽引してさらに前方に牽引するもので，ロックの解除に用いる（日本顎関節学会編．顎関節症．永末書店，2003 をもとに作成）
b，c：患者を水平位に倒し，頭位を健側に軽く傾け，患側の顎関節と下顎頭運動を十分に触診する
d：左手示指で下顎頭を触診しながら，右手拇指を患側臼歯部に押しつけ，残りの 4 指で下顎を把持する
e：右手で把持している下顎を関節から離れる方向，つまり下方に引き下げる（矢印）
f：ロックしている関節円板を前方に乗り越える感覚で，今度は前方に引っ張る
g：ロックが解除した場合にはカクンと音がして開口量が正常化し，スムースな下顎運動もしくはクリックを伴う下顎運動が出現する

患者さんに運動療法を使うことで，痛みが自然に消えたりすることもあります．

和気：心理社会的な要因の大きい方では，運動痛より自発痛が多い傾向があります．運動療法を指導したときに，予想以上に強い痛みを訴えるケースでは，そうした問題を考える必要があり，続けられない場合がありますが，一方でプラセボ効果を期待できる場合もあります．

中沢：澁谷先生は企業内診療所において，急患に対して運動療法を行いますか．

澁谷：私のところには痛みが強い患者さんが駆け込んでくることが多いのですが，時間をあまりとれないため投薬が中心で，運動療法は 2 回目からになることがあります．

高野：とはいえ，どの程度開口できるかは，初診時には必ずみますよね．

澁谷：たしかに行います．そういう意味では，初診時に診断のために患者さんに開口してもらうことは，運動療法を行っていることになりますね．

中沢：それでは具体的に，術式と適応について話していただきたいと思います．

◆ FarrarとMcCartyによるマニピュレーションテクニック（狭義のマニピュレーション）

塚原：まずは，いわゆる Farrar らのテクニックです（図 10）．患者さんの大臼歯部に拇指を置き，下顎を把持して顎関節を下方に牽引，さらに前方に牽引する方法になります．引っかかっている（ロックしている）関節円板を解除して，運動障害を取るためには効果的です．

田口：このマニピュレーションのコツは，対象とする下顎頭を前下方へローテーションするように引っ張ることですね（図 11）．

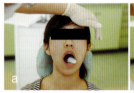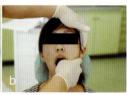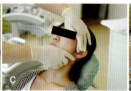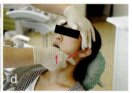

図11　マニピュレーションテクニックのコツ（田口）
a：患側大臼歯部に小折ガーゼをのせる
b：左手手掌にて頭部を固定し，中指で患側顎関節を触診する．右手拇指を大臼歯部に置き，残りの指で下顎骨体部を把持する
c：下顎頭を前下方へ引く力を加える
d：オトガイを持ち上げるように，すなわち下顎をローテーションするように力を加える

塚原：はい．この術式には，急性のクローズドロックが適応と考えています．日本顎関節学会の病態分類（Chapter 1，15ページ表1参照）では非復位性顎関節円板障害（Ⅲb型）ということになります．急性かどうかについては，診断の際，現病歴でいつから開口障害が自覚されているかということで判断します．ここで言う「急性」とは，ロックしてから3カ月以内を目安にしています．ロックしてから6カ月以上経っている「陳旧性」ではロックの解除は難しいというデータがあります（図9）．

島田：ロックを外すのが目的でしょうか．

塚原：「急性」の場合ロックを外すことを目的に行っていますが，6カ月以上経っている「陳旧性」の場合にはロックの解除は難しいので，初診時に行う目的は開口量を増やすということになります．そのような「陳旧性」ロックの患者さんには，後述する他の運動療法や患者自身の運動療法を選択していくのがよいと考えています．

和気：クローズドロックに対しては，関節円板の復位を期待せず，円板をより前方に押し出すことで下顎頭の運動域を広げて，開口量を増やす方法もありますよね．

塚原：はい．「急性」の場合でも何がなんでもロックを解除するとは考えていません．ただ，早めにクローズドロックを解除したほうが，慢性疼痛などの後遺症が少ないという経験がありますので，ロック解除はできたほうがいいと思っています．

田口：このマニピュレーションの目的は，関節円板の整位によるクローズドロックの解除だけではなく，滑液の循環，関節包・外側靱帯の伸展，癒着部の剥離，筋のストレッチ，左右顎関節の協調性の獲得などが挙げられるでしょう．この目的については，次に検討をする顎関節包のストレッチ療法においても同様だと考えています．

塚原：田口先生の言われる通りだと思います．それでは，症例を供覧したいと思います（症例1）．25歳，女性，コンピュータを使う仕事をしています．起床時に口が開かなくなったため来院した患者さんです．下顎頭の変形はなく，開閉口時の雑音もありません．また，顎位の変化，咬合の違和感もありませんがクレンチングの自覚があり，そのためか全体的に歯の知覚過敏症がみられます．開口障害は1カ月前からでその直前までクリックの自覚がありました．初診時には20 mmしか開口せず，開口時には左に大きく偏

位しています．

　非復位性顎関節円板障害（Ⅲb型）急性クローズドロック症例と診断し，マニピュレーションを行いました．するとロックが解除して開口量が大きくなったため，印象採得して前方整位型スプリントを製作しました．マニピュレーションとスプリント療法を2週間行い，ロックの再発はなくなりました．軽いアーリークリック（開口初期のクリック）は少し残っていますが，日常生活に支障がない程度で，顎位も安定していたので経過観察にしました．

◆ 顎関節包（腔）のストレッチ療法（広義のマニピュレーション）

塚原：次に顎関節包ストレッチ療法を見ていきます．急性ではなく，陳旧性のクローズドロックの適応と考えています．患者さんには仰臥位の状態で，ガーゼを少し噛んでもらい，あまり口が開かない状態です．左手は頭を抑えながら，薬指で下顎頭を確認し，右手拇指は前歯に当てます．体重をかけながら，痛みのない範囲で前下方にゆっくり引っぱり，5〜10秒のストレッチを10回程度行います（**図12**）．

澁谷：顎関節包ストレッチではローテーション（下顎頭の回転運動）をかけるのでしょうか．

塚原：ローテーションというよりは，下顎頭をリラックスさせて前に引くイメージです．この症例のような患者さんは，滑走運動ができないまたは障害があるため，回転運動だけで開口している場合が多いので，その滑走運動を補助するということです．

中沢：上関節腔の滑液の循環をよくすることですか．

塚原：顎関節包ストレッチ療法においても側頭骨と関節円板との間の上関節腔の滑りがよくなりますので，滑液の循環がよくなります．また滑膜細胞などの滑液産生細胞が刺激を受け，滑液の産生も向上するという報告もあります．

和気：ストレッチと，先ほどのマニピュレーションテクニックとの具体的な違いはどこにありますか．

塚原：前述のマニピュレーションテクニックと違う点は，マニピュレーションは原則的に関節円板を乗り越えさせる方向でローテーションを行いますが，顎関節包ストレッチは関節円板を考慮しないところです．

高野：たしかに，下顎頭を乗るように誘導するマニピュレーションテクニックとストレッチでは，実際に違うという気はします．

島田：ストレッチ後にスプリント療法を併用されますか．

塚原：ロックの解除を期待していませんのでスプリント療法は併用しません．ただし夜間のブラキシズムのある患者さんには咬合力の顎関節への負担軽減のために，スタビライゼーションスプリントを入れてもらうこともあります．

　なお，当院では基本的に1〜2週間に1回程度の頻度で，顎関節包ストレッチ療法を行いますが，同時に後で述べる可動化訓練を，自宅で毎日10〜20分間行ってもらうように

症例1　マニピュレーションでクローズドロックを解除した症例（塚原）

患者：25歳，女性．会社員（PC処理），家族同居
主訴：昨日から口が開かない．奥歯がしみる
現病歴：
① 10年前から，顎に雑音を自覚していた．痛みはなかったが，長く話していると顎がだるいこともあった
② 6年前に大あくびをしたら，左側がカクッとなり閉じなくなった．自力で無理に閉じたら，「バキッ」という音とともに閉じた．以来，左側の雑音がある
③ 昨日の朝，起きたら急に口が開かなくなった（1横指）．左側の顎とこめかみの筋肉が痛い

現症（1-1〜1-4）：
① X線検査；下顎頭変形なし
② 開口障害の自覚；あり，直前のクリック；あり
　開口量；無痛20 mm，強制25 mm
③ 雑音；なし．顎運動；開口時に左側へ大きく偏位
④ 疼痛；左側顎関節部は開口時7/10，両側側頭筋の圧痛，自発痛は3/10（段階評価法；痛みの強さを患者の自覚所見によって10段階で表す）
⑤ 咬合状態；咬頭嵌合位は安定．咬合の異常感などはない．全体的に知覚過敏がある
⑥ 歯ぎしり，くいしばりの自覚なし．口腔衛生状態は良好
⑦ 既往歴；小児喘息．歯科には最近は通院せず
⑧ 性格；おっとり，真面目
⑨ 健康状態；体格など良好．不眠，食欲不振なし．生活に大きな変化なし

診断：非復位性顎関節円板障害（Ⅲb型）（1-5，1-7）．急性クローズドロック（ロック期間1日）
治療：マニピュレーション．約3カ月で治療終了（1-6，1-8）

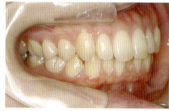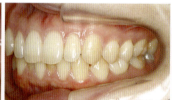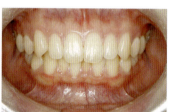

1-1〜1-3　初診時口腔内写真

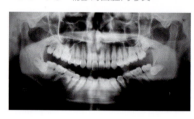

1-4　初診時パノラマX線写真

しています．陳旧性クローズドロック症例では，患者自身による可動化訓練を効果的にするため，術者がストレッチを行うといったほうがよいかもしれません．というのも，患者さんはどうしても痛くない範囲でしか動かそうとしませんので，術者によって，痛くない範囲から多少の痛みを伴いながら下顎頭が運動できる範囲を教えることで効果を引き出すといった目的になります．

田口：私の場合は，顎関節に負荷がかかっていると考えられる症例には，積極的にスタビライゼーションスプリントを適応していきます．そして運動療法（顎関節包ストレッチ療法，患者自身の自己牽引療法）と併用しながら経過を観察していきます．

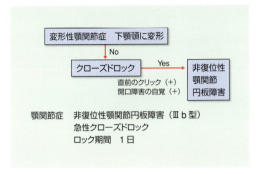

1-5 診断

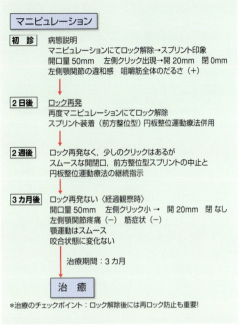

1-6 実際に行った治療

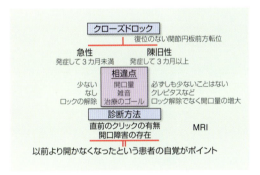

1-7 クローズドロックの診断基準（非復位性）

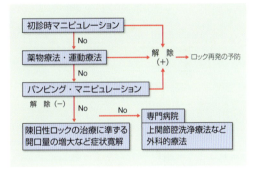

1-8 急性クローズドロック（非復位性）の治療法

◆ 咀嚼筋ストレッチ療法

塚原：咀嚼筋ストレッチ療法は咀嚼筋痛障害（Ⅰ型）の適応と考えています（**図13**）．患側の臼歯部にガーゼを当て，左右の指で筋を走行方向に引っぱる方法です．5～10秒のストレッチを10回程度行います．痛みが強く出てはいけませんが，少しだけ痛みが出る強さで行います．したがって，患者さんの術者に対する信頼感が必要となりますので，初診時にはできないことが多いです．

和気：主にどの筋を対象としているのでしょうか．

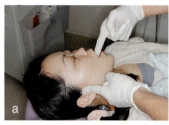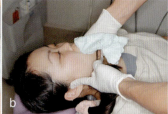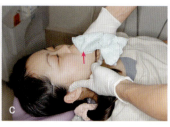

図12 顎関節包のストレッチ療法（塚原）
a：患者を水平位に倒し，頭位を健側に軽く傾け，患側の顎関節と下顎頭運動を十分に触診する
b：Farrarらのマニピュレーション（図10）と同様に左手示指で下顎頭を触診しながら，右手拇指を患側臼歯部に押しつけ，残りの4指で下顎を把持する
c：関節円板を意識せず，下顎頭前方滑走を増大させるような感覚で下顎を前方に引っ張る
　①まずは痛みのない範囲で下顎を前方に引っ張り運動を行い，5～10秒静止させる．それを繰り返し10回程度行う
　②次に痛みがあっても正常な可動域に達するように引っ張り運動を行い，5～10秒静止する．それを繰り返し10回程度行う
　なお，Farrarらのマニピュレーションと違う点は，関節円板を意識せずロックの解除を目的としていない点と，痛みを伴っても開口量の増大もしくは下顎運動量の増大を目的としている（癒着を引き延ばす感覚）点にある

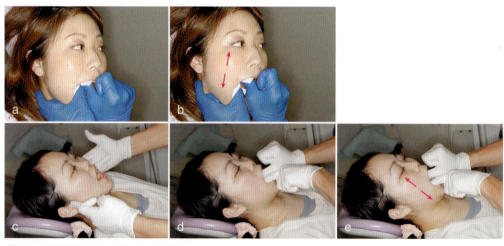

図13 咀嚼筋ストレッチ療法（塚原）
【座位】
a：患側臼歯部にガーゼをあてがう．左右の拇指を使って，咬筋など筋の走行方向へまっすぐに力を加え，開口量を増大させる感覚で筋の強制的なストレッチを行う
b：多少引きつれるような，引っ張られるような痛みが生じるまで開口を行い，5～10秒静止させ10回程度繰り返し行う．次回述べる患者による筋ストレッチ療法と併用させる
【水平位】
c：下顎頭運動を十分に把握するために触診する
d：右手の拇指を上顎臼歯部に，左手の示指を下顎臼歯部にあてがう．咬筋など筋の走行方向へまっすぐに力を加え，開口量を増大させる感覚で筋の強制的なストレッチを行う
e：強さ，時間，回数は座位の場合と同様．水平位の場合も患者による筋ストレッチ療法と併用させる

塚原：咬筋，内側翼突筋，側頭筋などの閉口筋をストレッチします．
中沢：普通の開口運動でも伸びる場所ですよね．術者が行うことで，自発開口域以上に伸びるのでしょうか．

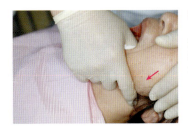

図14 咀嚼筋ストレッチ療法のコツ（田口）
　Farrarらのマニピュレーションとは形は同じでも，力の加える方向が違う．下顎骨体をまっすぐ筋の走行方向に沿ってストレッチする．約10秒間を10回程度繰り返す．力は，前歯部最大開口域を4〜5 mm開口域を増加させる程度の力を加える

塚原：たとえば，正常時の開口量45 mmの患者さんが40 mmまでしか開かず，最後の5 mmを開こうとすると痛みなどの抵抗がある場合，最後の5 mmを術者が伸ばすことで筋の内部における血液循環が良くなります．

島田：咀嚼筋ストレッチと顎関節包ストレッチの違いは何になりますか．

塚原：私の場合，顎関節包ストレッチは，あまり口が開けない状態で下顎頭を前方に引き出す運動を行います．一方，咀嚼筋ストレッチは，十分に開口をさせて筋を伸ばすのが目的です．

高野：Farrarらのマニピュレーションテクニックは臼歯部を一度下に持っていくのに対し，ストレッチ療法はそのまま引っぱるということでしょうか．

塚原：そうです．Farrarらのマニピュレーションテクニックは関節円板をイメージして行いますが，ストレッチ療法では関節円板を意識していません．

澁谷：咀嚼筋ストレッチの際，患者さんは座位でされるのでしょうか．

塚原：はい．術者のやりやすい方法がいいと思います．顎関節包ストレッチのほうは，仰臥位にして術者が引き上げる方法が力を入れやすいと思います．咀嚼筋ストレッチは座位のほうが下顎を引き下げやすいです．

田口：咀嚼筋のストレッチは，お話のように，筋の走行方向に沿ってまっすぐ引っ張るようにするのがより効果的です．そのための手指の使い方は，図14のようにするのが良いように思います．

　その他，頸部筋の疼痛を訴える症例も，かなりの頻度で経験されている先生も多いと思います．頸部筋のストレッチも日常臨床でマスターされると便利です．特に，胸鎖乳突筋および僧帽筋のストレッチを，図15のように行っています．顎のストレッチはかなり術者の手指に力を要するため疲れてしまいますので，私も5〜10秒を10回程度行っています．頸部筋のストレッチは，スタティックストレッチングの基本の30秒間（整形外科領域の理学療法）を1クールに3回程度行っています．患者さんは一様に即時効果を実感されます．

◆ さまざまなマニピュレーション法

中沢：ここで，術者によるマニピュレーションについて，島田先生からも少しお話をい

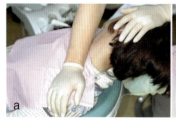
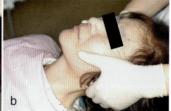

図15 頚部筋のストレッチ（田口）
a：ストレッチする側（左）の肩を右手手掌にて押さえつけ，顔を右側へ向け側頭部を左手手掌にて押さえ，左側頚部筋（僧帽筋・胸鎖乳突筋等）をストレッチする．右側はその逆を行う（約30秒，3回程度）
b：両側全体の頚部筋を図のように，後頭部と頬骨下縁を両手で把持し，首を伸ばす要領でストレッチする

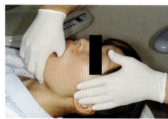
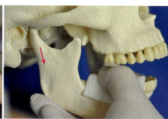

図16 マニピュレーションテクニック（島田）
基本的には患側から60秒，反対側60秒，両側60秒．関節腔を広げる気持ちで下顎頭を押し下げる．痛みがある場合は，方向・時間・回数を調整する．また，関節円板に問題がある場合には，関節の状態を触診しながら行う（中沢勝宏．月刊中沢勝宏〜顎関節症 治療するときしないとき〜．デンタルダイヤモンド社，2008）

ただきたいと思います．

島田：私の顎関節症治療では，これまでカウンセリングとセルフケアが中心で，場合によってはスプリント療法も行ってきました．痛みを訴えて来院された患者さんに対しカウンセリングとセルフケアの指導を行うだけですと，ほかに方法はないのかと言われることもあります．そのようなとき，中沢先生や田口先生から教わったマニピュレーションを始めたところ，一定の効果が出てきました．

　私の行うマニピュレーションは，患者さんは仰臥位で開口はあまりさせず，関節腔を広げる感覚で下顎を牽引します（図16）．

　基本的には初診時に，患側60秒，反対側60秒，両側60秒，多少痛みを感じる程度まで行いますが，症状が残っているときは毎回の治療時にも行います．当院での結果を図17に示しますが，陳旧性クローズドロックなどの慢性的な症状にも一定の効果がありました．また，患者さんからは「気持ちよかった」「顎が楽になった」などの感想が多く，理学療法の効果が実感できます．ただし，嚙みしめが強いような症例，精神的な要因が強い場合には効果が少ないようでした．

　このマニピュレーションは顎関節症にかぎらず，口を開けづらい患者さんに前もって行うことで，処置しやすくなるという効果があります．理学療法は二次的なものと思われがちですが，患者さんにとっては効果がわかりやすいため，モチベーションにもつながります．特に咬合の違和感のある患者さんには，マニピュレーションによって良い方

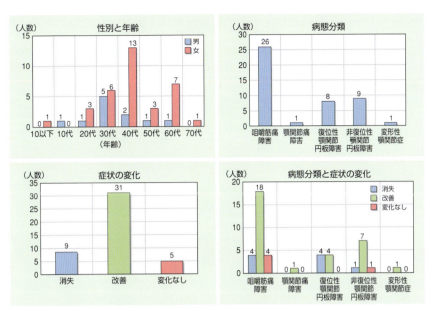

図17 当院でマニピュレーションを行った結果（島田）
　2010年1〜6月，顎関節症症状を主訴として来院した初診および通院中の患者45人（男性11人，女性34人）（島田　淳．顎関節症の理学療法（運動療法）をマスターする．私の行っている運動療法　マニピュレーション．第23回日本顎関節学会・イブニングセミナー，2011をもとに作成）

向に行く場合が多いと感じています．

塚原： 咬合の違和感をもたれている患者さんは，歯根膜などのセンサーが敏感だからなのでしょうか．

島田： はい．それもありますが，咬み合わせがうまく行かない患者さんが，マニピュレーションで顎位が変わり咬み合わせが安定してということもあります．一方で，マニピュレーションによって顎位が変わるという点には，注意が必要です（図18）．

　咬合に問題がありそうな症例であっても，顎の状態を整えることで咬合に手をつけなくてもよい症例もあり，また，マニピュレーションを行うことで問題が明らかとなり治療しやすくなることもあるからです．ただ，たまに咬み合わせが変わることで不安になられる患者さんもいるので，十分なインフォームド・コンセントが大切となります．

　それでは，症例を提示します．**症例2**は10年以上診ている患者さんです．10年前に開口障害と咬み合わせの違和感を訴えて来院されました．開口練習とスプリント療法にて症状は改善し，その後3カ月に一度のメインテナンスを行ってきましたが，初診より11年目の来院時に右側臼歯部が咬み合わないという訴えがあったため診察・検査をすると，たしかに右側の咬合接触がありませんでした．そこでマニピュレーションを行うと，臼歯部が全体的に当たるようになりました．患者さんには自己牽引療法を教えたところ，起床時に咬み合わせがおかしく感じるときに自己牽引を行うと元に戻るとのことでした．夜間スプリントを装着し，現在症状は落ち着いています．ちなみに症状が再発

した時期に家庭の問題を相談され，大学病院の精神科を紹介した経緯があり，症状と関連があったかもしれません．

　症例3は68歳，男性．3年前からときどき左の顎や耳の後ろあたりに咀嚼時の痛みがあり，1年前からその頻度が増えたとのことでした．そのため，半年前より歯科で治療を受けていましたが，1週間前よりさらに痛みが強くなったため，当院に来院されました．上顎左側にはブリッジが入っていますが，6と7が挺出しており，咬合平面が乱れ

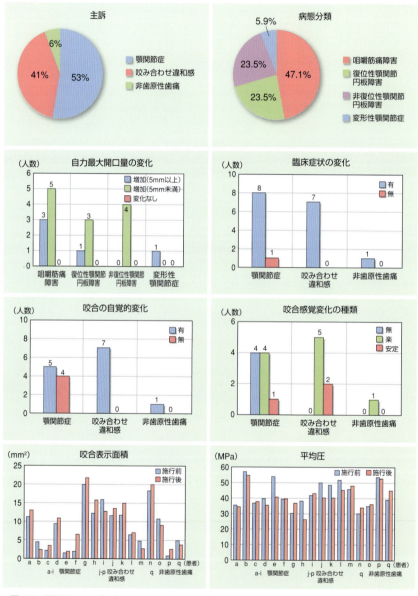

図18　顎関節マニピュレーションによる症状と咬合の変化（島田）
　　施行時期は，初診では初診時，再診では再診時に1回，施行前後で比較を行った．咬合の変化の確認はプレスケールを用い，施行前後で3回ずつ測定を行い，平均をとった（第120回日本補綴歯科学会，第24回日本顎関節学会，第16回口腔顔面痛学会にて発表）

症例2　変形性顎関節症へのマニピュレーション（島田）

患者：58歳，女性
主訴：開口障害，右側臼歯が咬み合わない
現病歴：
① 10年前，左側顎関節痛と開口障害で来院．咬み合わせの違和感もあったが，開口練習とスプリント療法にて症状改善
② その後，3カ月ごとのメインテナンスを行ってきた．スプリントはしていない
③ 最近，開口しづらくなってくるとともに，咬み合わせがずれて左側臼歯が強く当たり，右側臼歯部が噛まなくなってきた．顎がずれている感じがする．痛みはない
現症（2-1～2-4）：
① 顔貌；写真を撮ったら顔が左上がりに歪んでいて驚いたというが，他覚的には不明
② 歩行；特になし
③ 会話・対応；特になし
④ 顎下リンパ節；特になし
⑤ 顎顔面頸部の診察；疼痛なし．開口量は36 mmで閉口終期に両側顎関節がずれる感じがある．関節雑音は左側クレピタス，右側クリック
⑥ 口腔内所見；舌，頰粘膜にやや圧痕あり
⑦ 朝起きると噛みしめている，開口時カキンと音がする．日中も気づくと噛みしめている．御子息がうつ病を発症し，精神科受診について相談を受ける．また，御子息が配偶者とうまくいかずストレス
⑧ パノラマおよびパノラマ4分割X線写真にて左側下顎頭に形態変化あり（2-5～2-9）
⑨ 咬合検査；左側のみ咬合しており，右側は咬んでない．顎位不安定

診断：左側変形性顎関節症
治療方針：マニピュレーション，可動化訓練，自己牽引療法，スプリント
治療経過：
　マニピュレーションを行うと開口量42 mmまで増加．歪んでいたのがまっすぐになり，両方で噛んでいる感じがする（2-10，2-11）．朝起きたときに，咬み合わせがずれている感じがするが，自己牽引療法を行うと元に戻る．スプリント装着後より朝のずれる感じはなくなる．貼り紙法などを指導し，TCHの是正を行うとともに，たまに口を開け筋肉をリラックスさせるよう指導

考察：
① もともと左側下顎頭に形態変化があったが，最近，夜間のブラキシズムが強くなり，顎位の変化が起きている．ブラキシズムが強くなった原因としてはストレスも考えられる
② マニピュレーションにより，左側関節腔が広くなり顎位が戻ったものと考えられる
③ ブラキシズムによる顎位の偏位を予防するため，スプリントの使用を継続するとともに，日中の噛みしめに気をつける．筋のリラクゼイション，可動化訓練，自己牽引療法なども行う．現在，症状は消失している．スプリントを忘れたときに，たまに顎がずれることがあるようだが，自分で整位できる

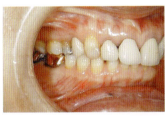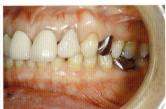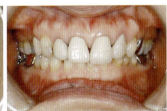
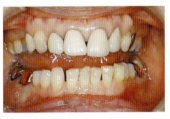

2-1～2-4　初診時口腔内写真

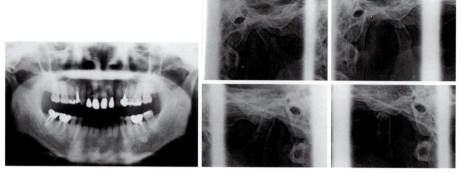

2-5～2-9　初診時パノラマX線写真と4分割法

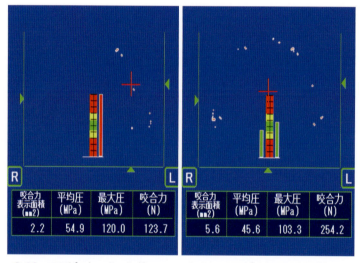

2-10　マニピュレーション前　　2-11　マニピュレーション後

ています．咬頭嵌合位では両側臼歯に咬合接触がありましたが，マニピュレーションを行ってみると左側の咬合接触はなくなりました．日中の嚙みしめや歯の接触癖（TCH）に気をつけ，左側で強く咀嚼しないように指示したところ，咀嚼時痛は軽減，マニピュレーション後の顎位にて⑤⑥⑦，⑥をプロビジョナルレストレーションに置き換えたところ，通常の咀嚼でも痛むことはなくなったため，ジルコニアにて補綴を行い，その後は咀嚼時痛の再発はありません．

症例3　咀嚼筋痛障害（I型）へのマニピュレーション（島田）

患者：68歳，男性
主訴：食事の際など，ときどき噛むと左側の顎や側面や奥が痛む
既往歴：掌蹠膿疱症，アトピー，副鼻腔炎
現病歴：2，3年前からときどき，左の顎や耳の後ろあたりが咀嚼時に痛みがあり，1年前からその頻度が増えたので，半年前より歯科で治療を受けていたが1週間前より痛みが強くなる
現症：
① 顔貌；特になし
② 歩行；特になし
③ 会話・対応；特になし
④ 顎下リンパ節；異常なし
⑤ 顎顔面頚部の診察；左側顎二腹筋後腹付近，胸鎖乳突筋に圧痛．開口量44 mm．関節雑音なし
⑥ 口腔内所見（3-1〜3-5）；舌，頬粘膜にやや圧痕あり．歯ぎしり，食いしばりなどの自覚はない．|6，7|欠損，|5インプラント，7|，|6挺出
⑦ 仕事は会社役員で不景気のためストレス．気力，集中力，興味，能率の低下あり
⑧ 痛みは食事中．咀嚼時は食べ始めからだんだんと痛くなる．食べ終わると痛くなくなるが，歯を咬み合わせると左側の顎の下が痛む．ときどき側頭部まで痛むことがある．前医では歯型を取って咬み合わせを診てもらい，|3を調整した
⑨ X線検査（3-6）；特記事項なし
⑩ 咬合検査；CO-CRのズレなし．左側咬合平面の乱れあり．左側咬合接触はやや弱い

診断：咀嚼筋痛障害
治療方針：マニピュレーション，自己牽引療法．日中の噛みしめ，上下歯列接触癖（TCH）の是正
治療経過：
① 初診時にマニピュレーションを行うことにより，左側が咬合しないようになる（3-7，3-8）．症状は軽減
② 毎回マニピュレーションを行う．たまに食事中に痛いときもあるが，長くは続かない状態となる
③ |6，|5|6|7をプロビジョナルレストレーションとし，咬合平面を揃えるとともにマニピュレーションで得られた顎位とする．症状は消失したため，この位置で左側上下ジルコニアにて補綴（3-9〜3-13）

考察：
以前の左側臼歯部の補綴時に咬合高径が低くなってしまっていたため，咀嚼時に症状として現れたものと思われる．ただ低いだけでなく，そこには偏咀嚼，TCHなどの要素もからみ，症状が出現，消失を繰り返していたものと思われる．マニピュレーションにより左側の低さが明らかとなったため，再発防止の意味も込め，咬合平面の回復を含め補綴を行った．現在まで経過良好である

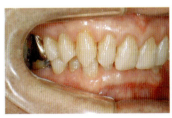 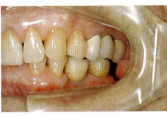 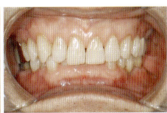
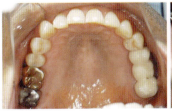 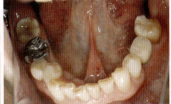 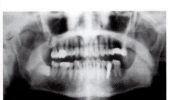

3-1〜3-5　初診時の口腔内写真　　3-6　初診時のパノラマX線写真

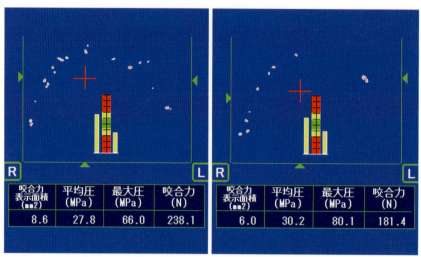

3-7 マニピュレーション前　　　3-8 マニピュレーション後

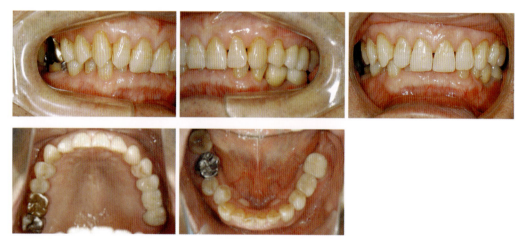

3-9〜3-13　最終補綴時の口腔内写真

中沢：今のお話を聞いて，塚原先生・田口先生は患者さんの症状によって技法を変えて対応している一方，島田先生はあえて同じ対応を行いながら効果を出していることがわかりました．

	急性クローズドロック	陳旧性クローズドロック
ロック期間	3カ月未満	3カ月以上（不明も含む）
方法*	Farrar & McCarty による マニピュレーションテクニック	顎関節ストレッチ療法
解除寛解率**	11/11 例（100％）	39/44 例（中断 5 例）
平均治療時間	2.5 カ月	5.2 カ月

*ただし患者による運動療法も併用　　　（2010～2012 年，塚原デンタルクリニック）
**治療後 6 カ月経過時点

図 19　マニピュレーションの有効性（塚原）

◆ マニピュレーションの有効性

中沢：それでは，塚原先生の考えるマニピュレーションの効果について，あらためてうかがいたいと思います．

塚原：まずは，当院におけるマニピュレーションの有効性について，データを図19に示します．

中沢：このようにマニピュレーションが有用であるという理由について，どうお考えですか．

塚原：関節包を含めた顎関節の動きが良くなるということが第一だと思います．滑液の問題など，病態はさまざまですが，関節腔のすべりがよくなるわけです．もちろん筋肉の血流も，伸びることで良くなるのではないかと思います．さらにマニピュレーションを反復して行うことで，筋肉の伸展性も獲得できます．もちろん，術者によるマニピュレーションだけではなく，患者自身による運動療法も併用しないと効果はあがらないと思います．

田口：また，マニピュレーションにより，滑液の循環，滑液中の発痛物質の排導が行われることが大きいと考えます．

和気：関節を動かさないことで起こる循環不全や，筋の廃用萎縮をマニピュレーションで軽減できるでしょう．

中沢：廃用性萎縮ということでは，噛むことだけで筋肉は動いているとは言えませんか．

和気：痛みや物理的な障害によって，硬いものや大きめの食べ物を避けたり，そのほかにも会話や嚥下なども含めて，筋の負荷が少なくなり廃用につながると思います．

中沢：さらに伸ばすということですね．

高野：筋肉は最大にストレッチするとパワーアップにつながるということが最近言われていますので，それと同じことではないでしょうか．

澁谷：整形外科的なリハビリテーションと同じ仕組みということになるのでしょうね．

島田：患者さんや歯科医によっては「痛いから動かさないようにする」「痛いのであれば

安静にしてください」という考えがあるようです．それが治りを遅らせている面がありますので，動かしたほうが良いということを知っていただきたいと思います．

田口：島田先生のおっしゃるとおりです．運動関節である顎関節は，整形外科領域の関節と同じで，動かさないと関節にも筋肉にも悪影響はあっても良いことは何もありません．よって，基本的には積極的な運動療法は必須です．ただし，急性の関節炎を併発しているときは，消炎が優先するのは当然です．

中沢：筋肉のトリガーポイントは変化していますか．

塚原：トリガーポイントはあまり確認していません．むしろ全体の疼痛を可視化するのに，VAS（Visual Analog Scale）にて経過を追っています．

中沢：循環ということに関連するのですが，私はトリガーポイントが硬結している症例に，マニピュレーションを行うと柔らかくなるという経験をもっています．また，関節においても，動かすことで滑液の循環が大切だと思います．関節腔内に栄養や酸素が行き渡り，そこにある痛み物質を流す効果もあるわけです．

田口：中沢先生と同感です．ストレッチによって，当然トリガーポイントもストレッチされますので，血行改善を図ってトリガーポイント治療につながると考えます．一方，先にも述べたように，関節腔内の滑液の循環が重要です．すなわち，滑膜細胞（BarlandのいうA細胞）は老廃物の排導に，またB細胞はヒアルロン酸の産生に関与しており，滑液の循環が物理的にも生化学的にもきわめて重要です．

塚原：滑液の分析についての研究はあるのでしょうか．

澁谷：顎関節症患者での分析ということでしたら，研究が出ています．顎関節症患者は関節腔内のヒアルロン酸が劣化して低分子化することによって破骨細胞が誘導され，骨などを破壊する可能性があるという研究結果も出ています．

中沢：なぜ滑液について把握しておく必要があるかというと，マニピュレーションを行う場合，術者が行っているのはどういう状況に対して，どのような効果を得るためにするのかということを，患者さんに具体的なイメージをもって伝えるようにしなければいけないと思うからです．マニピュレーションを行うときの力は弱くないですから，特に患者さんの納得なしにはできませんし．

塚原：そうですね，マニピュレーションで顎にかける力が強いということを認識しておく必要はありますね．

田口：私は施術前の最大開口域より4〜5mm増加させる程度の力を加え，好結果を得ています．

塚原：私の場合は，初めのうちは可動性を確認する程度に弱めの力で行い状態を探ります．そして徐々に強くして，下顎頭を約1〜2mm動かし，そこで患者さん自身が疼痛や恐怖に我慢できるようだったら，もう少し可動性をもたせるように段階的に動かすようにしています．強い力をかけられることに対して恐怖を抱く患者さんもいますから，術前の説明はしっかり行うべきです．

Chapter 3
患者自身による運動療法

塚原宏泰

中沢勝宏

田口　望

和気裕之

髙野直久

島田　淳

澁谷智明

◆ 下顎頭可動化訓練

中沢：顎関節症に対する運動療法について，Chapter 2 では術者が行うマニピュレーションなどの運動療法を中心に話しました．ここでは，患者自身が行う運動療法について，引き続き塚原宏泰先生の手法と症例をもとに，考えていきたいと思います．

塚原：下顎頭可動化訓練は，非復位性顎関節円板障害（Ⅲb 型）の陳旧性クローズドロック症例や咀嚼筋痛障害（Ⅰ型），顎関節痛障害（Ⅱ型）症例で下顎頭の運動障害をもつ患者さんが適応となります（図 1）．

まず訓練の方法を説明する前に，患者さんに私自身の顎関節を触っていただき，障害のある患者さん自身の顎関節の下顎頭の運動と比較してもらいます．そうして患者さん自身の顎関節の運動障害の程度を認識していただいてから，可動化訓練の説明を始めます．それから，3 つのステップを順番に見ていきます．

Step1 は，左右差を意識した側方滑走運動です．側方運動を取り入れているのはこの方法の特徴だと思いますが，私の在籍していました東京医科歯科大学の顎口腔外科学講座では以前，保存療法が奏功しなかった陳旧性クローズドロックの患者さんに関節鏡視下剥離授動術を行っていました．術後の再癒着の防止や下顎頭の運動性の維持のためには開口練習などのリハビリが早期から必要になります．しかしながら，術直後は腫脹や疼痛によって開口練習が十分にできず，通常の開口練習だけでは不十分になってしまうため，側方運動を加えての練習で再癒着を防いでいました．そのような症例において，側方運動の効果を実感していた結果，手術療法を行わない陳旧性クローズドロックにも側方運動を含めた可動化訓練を取り入れているわけです．

Step2 は，自発的大開口運動訓練ですが，ここでも左右差を患者さん自身に意識してもらいながら訓練を行います．まっすぐ開口できるように鏡を見ながら練習していただきます．ただし，可動化訓練後に持続的な痛みが出たら，少し訓練を控えるように指導をしています．

最後の Step3 は，手指による強制開口訓練です．患側の臼歯部に手を入れて，少し痛みを我慢しながら行います．以前はさまざまな開口させる器具を使用しましたが，現在はほとんど手指です．なお，顎関節症の急性期の患者さんは，強制開口訓練を行わずに，Step1，2 まで行うようにしています．

Chapter 2 では術者による運動療法についてお話ししましたが，下顎頭可動化訓練は，術者が行う顎関節包ストレッチ療法とセットで行うように考案しています．医院にて顎関節包ストレッチ療法を受け，自宅の治療法として下顎頭可動化訓練を行うわけです．下顎頭可動化訓練の練習時間は，最初は 1 日 20 分くらい，リラックスできて血液循環も良い入浴中に，多めに行うよう勧めています．もう一つ大切なのは，患者さんが鏡を見て，自身の開口の程度を観察していただくということです．

中沢：基本的には術者が行うものを自宅でも行うことで，効果を上げようということで

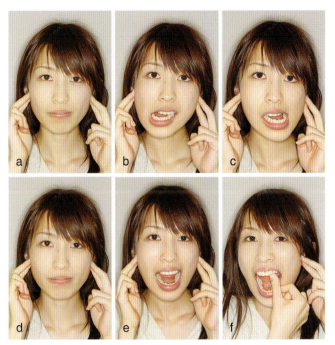

図1 下顎頭可動化訓練（塚原）
　a〜c（Step1）：左右差を意識した側方滑走運動（b：右側方滑走運動，c：左側方滑走運動）
　d, e（Step2）：自発的大開口運動訓練
　f（Step3）：手指による強制開口訓練．患側の臼歯部に患者の拇指と示指・中指を使ってこねるように開口を補助させる（急性期は行わない）
　1日5〜10回，1回3分程度，合計1日15〜30分程度

すよね．

塚原：そうですね．患者さんが自ら治す意志をもつということで，治療へのモチベーションにもつながると思います．

中沢：私の経験では，非復位性顎関節円板障害（Ⅲb型）は運動療法の適用症だと考えています．あくびなど，最大開口時の痛みや開口時の違和感が主訴であることが多いようです．

和気：実際には，非復位性顎関節円板障害（Ⅲb型）であっても何の症状もない患者さんも多いですよね．

塚原：はい．健常側と思っていたのに，MRIでは復位のない関節円板前方転位があり，今まで症状が一度も出ていない場合があることを経験します．また急性クローズドロック症例において，関節円板が復位せず，つまりロックを解除できずに可動化訓練で症状が寛解していくことはすでに一般的だと思います．無症状の症例においても運動障害が残存していたり，開口時の顎偏位がある場合などは，下顎頭可動化訓練を指導することがあります．患者さんに症状がないので私も積極的に経過を追ってはいないですが，た

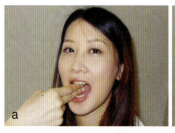 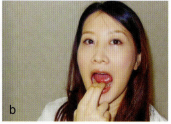

① 初めに，自力で最大開口した状態で，指が何本入るかを確認してください（a）
　例：（1横指・②横指・2横指半・3横指）
② 準備体操：痛みの出ない程度に口を開けて，口を小刻みの10回程度開け閉めしてください．そのときに，できるだけ上下の歯は接触させないでください
③ ストレッチ：bのように，少し痛みを我慢して口を開け，下の前歯に指を2本かけて下の方向に引っ張り，30秒程度その状態を続けてください．少し休んで，5回程度行ってください
④ 整理体操：準備体操と同じ方法を行ってください
　＊回数：1日に4〜5回（毎食後・入浴時・就寝前などに行ってください）
　＊痛みが強いときは，引っ張る時間や1日の回数を減らしてください
　＊1週間後に，指を入れて開口量を確認してください
　＊効果の出ない場合は，担当医にご相談ください

図2　関節可動化訓練法および閉口筋伸展訓練法（和気）

またま来院されたときにまっすぐ正常に開口できていることがあります．

澁谷：鎮痛薬を投薬しながらの訓練はありますか．

塚原：急性期はありますけれども，ほとんどありません．

和気：私もロキソニン®やカロナール®を投薬する場合はありますが，鎮痛薬が必要な方は少なく，処方しても飲まない場合が多いですね．

　診療所では，東京医科歯科大学の顎顔面外科で指導している運動療法を少しアレンジして行っています．主に関節可動化訓練と閉口筋伸展訓練を行っていますが，基本的に同じ方法です（図2）．

島田：和気先生が提示された顎顔面外科の開口訓練は上を向いていますが，塚原先生の方法では正面を向いています．さらに田口先生の可動化訓練は下を向くと思います．そのあたりの違いは，いかがでしょうか．

塚原：私の場合は先に述べましたように，患者自身が顎運動の確認のため鏡を見ることを重視しており，また，開口しやすくするため正面からやや上方を向くよう指導しています．

田口：基本的には皆さんの考えと同じです．塚原先生の側方運動は有用でありますので，今後さらに積極的に取り入れていってみたいと思います．

　私は，術者の指導で患者自身が行う運動療法として，図3に挙げる方法を行っています．下顎頭の可動化訓練は，主に自己牽引療法を指しますが，これは患者さん自身が下顎骨を自分の手指で前下方に引っ張ることにより行うホームケアの一つです．その目的

図3 術者の指導で患者自身の行う運動療法
（田口）
（田口 望．顎関節症はこうして治す．運動療法・スプリント療法入門．永末書店，2007．田口 望．これで解決，顎関節症はこうして治す．すぐできる診断法と治療の実際．運動療法．スプリント療法臨床編．永末書店，2011）

- 筋訓練療法
- 開閉口運動療法（可動化訓練の一部）＝円板整位運動療法
- 自己牽引療法（可動化訓練）
  ・顎関節のストレッチ
  ・咀嚼筋群など軟組織のストレッチ
- マッサージ
- 左右協調性訓練
- 認知行動療法
- TCH 是正

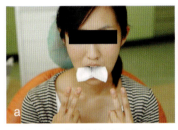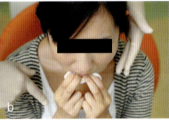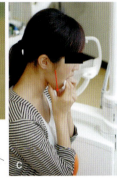

図4 自己牽引療法（田口）
a：やや前傾姿勢をとり，下顎前歯部に小折ガーゼを置く
b：両手の示指・中指を下顎前歯部にかけ，下顎を重力の方向へストレッチさせる．やはり約10秒間を10回程度をめどとする
c：かかる力の方向を↓で示す

は，二つあります．一つ目は，顎関節内の病態の改善です．たとえば急性のクローズドロック症例で，術者によるマニピュレーションが奏功するものの再ロックをきたした場合，患者さん自身で関節円板の整位を行い，解除してもらう方法があります．また，滑液の循環や関節内癒着部の剥離も期待でき，特に変形性顎関節症（Ⅳ型）症例では可動域の拡大につながります．もう一つは，関節包・靭帯・咀嚼筋群の伸展です．特に咀嚼筋痛障害（Ⅰ型）・顎関節痛障害（Ⅱ型）の症例では，関節可動域の改善につながります．具体的な手法については，塚原先生の示されるものと原則は同じだと思います．

　私の方法は，やや前傾姿勢（図4）をとりますが，これは患者さん自身が下顎を前下方へ牽引するのに，より正しい方向へストレッチできるように考えてのことです．いずれにせよ，ストレッチする対象に対し，意図する力が加わり症状が改善していけばよいわけですので，考え方は同じです．

塚原：それでは，症例を供覧します（**症例1**）．この患者さんは，変形性顎関節症（Ⅳ型）と考えられます．問診から7年間の陳旧性のクローズドロックがあり，2年前から痛みが再発したことがわかりました．他院にて生活指導などを受けていたようですが改善されず，当院を受診されました．私の所では来院のたびに5〜10秒の顎関節包ストレッチ療法を10回程度行い，自宅では1回3分程度の下顎頭可動化訓練を1日5〜10回行ったところ，約3カ月で疼痛などの生活障害度は軽快しました．

症例 1　下顎頭可動化訓練を行った変形性顎関節症（塚原）

患者：31歳，女性．フリーター．健康状態良好，無口・真面目な性格．顔のこわばり
主訴：顎が痛くて開かない
現病歴：
① 7年前から間欠ロック．クローズドロックに移行し，近医でスプリント治療．痛みはない
② 2年前に再発し，大学病院で治療．長期間治療されたが寛解しない
現症（1-1〜1-4）：
① 開口障害の自覚；あり，開口量；無痛 35 mm，有痛 42 mm
② 雑音；左側クレピタス少し（+），顎運動；左側の滑走は70％程度，右側は過運動
③ 疼痛；左側顎関節は開口時 5/10
診断：陳旧性クローズドロック（ロック期間7年）
治療と経過：
① 下顎頭可動化訓練（1回3分程度，5〜10回，合計1日20分程度）
② 術者によるストレッチ療法（来院のたび5〜10秒，10回）
　治療期間3カ月で日常生活障害（-），疼痛（-），雑音著明になりストレッチ療法時には（+）．下顎頭運動量 90％

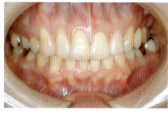
1-1　初診時口腔内写真

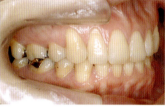
1-2　咬頭嵌合位

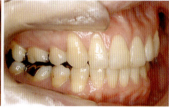
1-3　右側方運動時

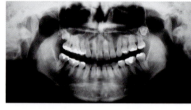
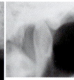
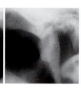
1-4　初診時パノラマX線写真

和気：前医では改善しなかったということですが，なぜでしょうか．

塚原：おそらく開口練習のような運動療法の指導はされたようですが，患者さんが実際に行っている方法や強さなどは確認していなかったために，効果の出ない運動療法になっていたのではないかと思います．簡単な指導だけでは患者自身の運動療法は「痛くない範囲」でしか動かさなくなり，患者さんもそれでいいのだと錯覚してしまいます．実際には，もう少し強く行ってほしいわけですよね．私は来院されるたびに術者による顎関節包ストレッチ療法を行うことで，どの位置までストレッチを行うことが必要かと，痛みをもって確認してもらうのが良かったのだと考えています．そういう意味でもセルフケアの質を上げるための術者による運動療法は大切だと思います．

中沢：この患者さんの場合，クローズドロックというよりも癒着に近かったのでしょうね．

塚原：そうだと思います．完全に健常的な可動化は無理と考えられますが，痛みの状態や下顎頭の可動性が悪くなり始めた2年前のレベルには，最低でも戻ったということで

しょう．私はこの症例において，痛みなどの生活障害度に問題がなくなった状態で治癒と考えています．

中沢：下顎頭が変型していると，難しい症例というイメージをもたれがちですが，痛みなど患者さんの訴えがなくなることが重要ということですね．

◆ 関節円板整位運動療法

塚原：次は関節円板整位運動療法です（図5）．適応は復位性顎関節円板障害（Ⅲa型）などの関節円板障害になります．といっても，すべての症例が対象になるのではなく，大きな音がする，食事のときに開けづらいなど，患者さんの生活障害になっている場合に行っています．また，一般的に治療方針が定まっていない間欠的クローズドロックの場合も適応と考えています．関節円板整位運動療法といってはいますが，必ずしも関節円板の整位自体だけが目的ではなく，雑音が小さくなったり，滑りがよくなったりすることで開口のしづらさや雑音の煩わしさなどの症状が寛解する場合が多いです．

　咬頭嵌合位から最大開口の後，最前方位で開閉口することでクリックが鳴らない閉口を憶えてもらいます．この状態では関節円板は整位しています．そして歯列のガイドに沿って後方の関節円板整位咬合位に戻すわけです．そこからさらに最大開口を行い，最前方位にて閉口し，歯列のガイドに沿って整位咬合位に戻します．つまり，関節円板整位顎位を保ちながら，前方から後方に引く運動を行います．関節円板整位運動療法を行っていくことで，この整位咬合位を患者さんは理解することができ，咬頭嵌合位での噛みしめなど行わないリラックスした状態を保ち維持できるようになるとさらに効果的です．

田口：この関節円板整位運動療法（開閉口運動訓練療法）も，顎運動をスムースにするという点で，広義の可動化訓練の一部と考えます．患者さんには，ひっかかりの強い関節円板をこの運動訓練で適応変化させ，スムースな顎運動の獲得を主目的とすることを説明し，理解してもらうことが重要と考えます．特に食後や噛みしめの後に，引っかかり感が増すことが多いので，食後等に行ってもらうことも重要ではないでしょうか．

髙野：食後というのは良いですね．すでに食事で動いていますから，準備運動的な効果もあるでしょうし．

塚原：関節円板整位運動療法が適応となるような雑音などの症状については，現在では「特に何もせずに病態説明だけで悪くなってから治療を行う」，つまり「クローズドロックになってからでも十分に治療ができる」という考え方もあるようです．しかし，クローズドロックになる前に運動療法を行うことは症状の悪化を防ぎ，さらに雑音による生活障害度が改善するというのは非常に意味があると思っています．われわれの研究でも，この方法を3カ月の期間行うことで，患者さん自身のプラセボ効果も含め，生活障害度は減っていくという結果が出ています．

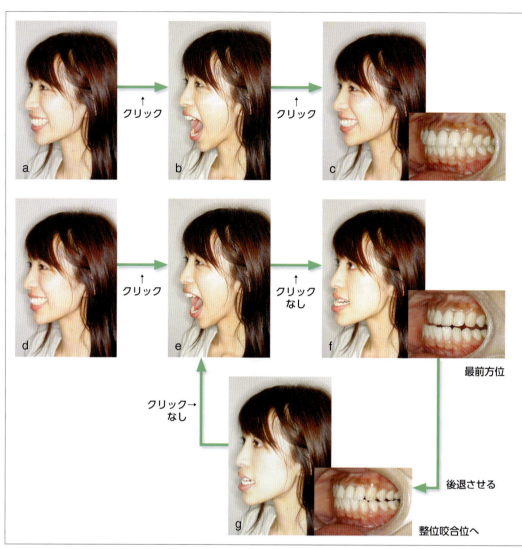

図5　関節円板整位運動療法（塚原）
a〜c：復位性顎関節円板障害（Ⅲa型）の通常の開閉運動．咬頭嵌合位（円板転位）から最大開口（円板復位）し，咬頭嵌合位に閉口（円板転位）する．それぞれの過程でクリックが起こる
d〜g：関節円板整位運動療法では，咬頭嵌合位（円板転位）から最大開口（円板復位）し，前方位に閉口（円板復位）する．一番はじめの最大開口のときのみ，クリックが起こる．前方位から，関節円板が復位した状態で歯列のガイドに沿って，整位咬合位へゆっくり戻す．再び最大開口し繰り返すが，関節円板整位の状態での開閉口になるため，クリックは起こらなくなる

澁谷：この方法では，患者さんに最後まで噛み込ませないということでしょうか．

塚原：はい．その手前で終わらせるのがポイントです．何度も行うことで，患者さんも開閉口時の関節円板の動きがわかってくるようです．

和気：関節円板が下顎頭に乗るというよりも，肥厚した部位が平らになることで引っかからなくなるようにするということでしょうか．

塚原：関節円板が整位している症例も，少数ですがMRIで確認できています．しかし，

> **A randomized controlled trial of therapeutic exercise for clicking due to disk anterior displacement with reduction in the temporomandibular joint.**
> Yoda T, Sakamoto I, Imai H, Honma Y, Shinjo Y, Takano A, Tsukahara H, Morita S, Miyamura J, Yoda Y, Sasaki Y, Tomizuka K, Takato T.
> *Cranio*. 2003；**21**（1）：10-16.
>
> **無作為臨床研究**：治療群 21 名と非治療群 21 名
> **対象**：痛みのない片側性相反性クリック
> **治療方法**：関節円板整位運動療法
> **治療期間**：3 カ月
> **結果**：効果あり（日常でほとんどクリック消失した）
> 　　　　運動療法群…61.9%
> 　　　　コントロール群…0%

> **Response of temporomandibular joint intermittent closed lock to different treatment modalities : A multicenter survey.**
> Yoda T, Sakamoto I, Imai H, Ohashi K, Hoshi K, Kusama M, Kano A, Mogi K, Tsukahara H, Morita S, Miyamura J, Yoda Y, Ida Y, Abe M, Takano A.
> *Cranio*. 2006；**24**（2）：130-136.
>
> **対象**：TMD 患者 1,787 名のうち，間欠ロック患者 104 名を突然タイプと習慣タイプの 2 群に分類
> **治療方法**：① 関節円板整位運動療法単独
> 　　　　　　② 関節円板整位運動療法・スプリント併用
> 　　　　　　③ スプリント単独
> 　　　　　　④ その他
> **結果**：効果あり（間欠ロックがなくなる）
> 　　　　② 関節円板整位運動療法・スプリント併用…79.2%
> 　　　　③ スプリント単独…62.5%
> 　　　　① 関節円板整位運動療法単独…41.7%

関節円板の形態の変化までは残念ながらわかりません．整位しなくとも，引っかかりがなくなる，関節腔の滑りが良くなることで，スムースな顎運動を目指しているとしか言えません．

田口：ひっかかりが強い状況がスムースとなって臨床症状が改善するというのは，和気先生のおっしゃるように変形した関節円板の形態が，肥厚が平らになるという適応変化したことによると考えられますが，たしかに証明は困難ですね．

島田：関節円板に注目するということでは，関節円板を押し出し引っかかったまま開口域を広げるという方法もあると思いますが，使い分けなどはどのように考えますか．

田口：私は，開口初期や中期のクリックでは，関節円板の適応変化を期待し関節円板整位運動療法を行います．また，開口晩期のクリックで引っかかりが強い場合でも一応試

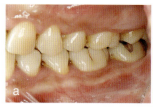
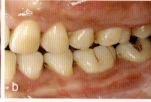
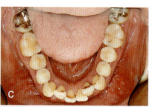
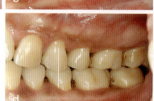
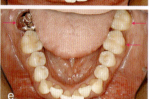

図6 急激な円板整位による患側の臼歯部開咬（塚原）
a：初診時の中心咬合位．b：パンピングマニピュレーション後，関節円板が正常な位置に戻ってきているため，臼歯部が離開している．c：補綴前の咬合面観．d,e：円板整位6カ月後．|67にレジンで咬合接触を与え，|7は歯冠修復を行って離開量も減少しているのがわかる

してみますが，効果のある場合とない場合があり，症例により晩期クリックは引っかかったまま引き延ばす運動を適応することがあります．

　一方，陳旧性のクローズドロックでロック解除不可症例の場合は，関節円板が引っかかったまま引き延ばすように開口域を広げていき，開口域の拡大を図るようにしていきます．クリックがある症例では，まずはこの関節円板整位運動療法を行うことが良いと思います．

塚原：私も田口先生と同じ意見です．関節円板が引っかかったまま開口域を広げる際の一番の適応は，開口晩期のクリック（レイトクリック）だと思います．日常生活で障害のある場合，ほとんどが開口初期から中期のクリックだと思います．その場合は，関節円板整位運動療法が適応だと思います．

中沢：私の経験としては，患者さんと長く付き合っていくと音は軟らかくなり，気にならなくなるということがあります．

塚原：結局，症状のない関節円板前方転位の患者さんは多くいらっしゃるわけで，そこを目指しているわけです．

島田：たしかに，そうすると痛みのない術式のほうがいいのかもしれませんね．

中沢：良くなっていくうちに，臼歯部の咬合や下顎位の変化は出ますか．

塚原：まれに急激な関節円板の位置の改善，つまり円板整位した状態になった場合は，臼歯部が開咬状態になることがあります．その場合でも多くの症例において，補綴が必要ではなく順応することが多いです．

澁谷：補綴が必要になるかどうかの判断はどうですか．

塚原：MRIは術後撮影することはほとんどありませんので関節円板の正確な位置関係はわかりませんが，経験上1カ月もしないうちにほとんどの症例で噛めるようになっています．逆に臼歯部の開咬状態が1カ月以上続くと，患者さんの主訴が「噛めない」と

症例2　関節円板整位運動療法で間欠ロックが寛解した症例（塚原）

患者：22歳, 女性. 会社員（営業）. 健康状態良好. 明るく笑顔がたえない
主訴：右顎の痛みと音
現病歴：
① 5年前に硬い物を噛んでクローズドロックとなった. 歯科で放置しても治ると言われ, 本当に治った
② それから時々ひっかかっては開かなくなる. 最近, 痛みと音がひどくなった

現症（2-1〜2-3）：
① 開口障害の自覚；ひっかかり（＋）
　開口量；無痛 45 mm
② 雑音；右側クリック　20 mm
③ 疼痛；右側顎関節は開閉口時に 4/10
診断：復位性顎関節円板障害（Ⅲa型）
治療：円板整位運動療法（2-4, 2-5）を, 食後・起床時・就寝時に5分程度, 5回/日. 約2週間で間欠ロックはなくなり, 雑音は起床時のみある程度となった

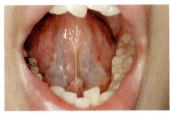 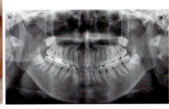

2-1, 2-2　初診時口腔内写真　　　　　　　　　　2-3　初診時パノラマX線写真

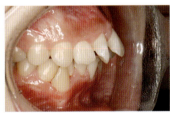 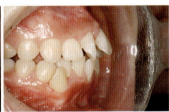

2-4　中心咬合位　　　2-5　円板整位咬合位

いうことに変わっていきますので, 補綴をしないといけないですよね.

和気：たしかに, 臼歯部の開咬は経験しますが, 大半の患者さんは自然に治ります. ただ, 噛めなくなる可能性があることは, 前もって患者さんに言っておくべきでしょう. 少し話が変わりますが, 私は以前, 片方の下顎臼歯部にピボットを付ける片側ピボット法を行っていた時期がありますが, しばらくすると開咬はなくなり, 噛めるようになります. 歯の圧下やレジンの摩耗, 下顎のローテーションなどが考えられますが, 大きな副作用は見られませんでした.

塚原：和気先生の言われる通りだと思います. 症例によってはサポートする程度ですが, 臼歯部開咬部位にコンポジットレジンを足すこともあります. たとえば図6の場合, 開咬に対して6のみレジン充填, 右側はクラウンの形を調整しています.

　それでは, 症例を提示します（**症例2**）. 5年前に硬いものを噛み, 開口障害と痛みを伴う急性クローズドロックになりました. 当時の学会の流れで, クローズドロックは自然に寛解するとの解釈もあったのか, 歯科医からは放置しても治ると言われ放置したそ

うです．実際に痛みはなくなりロックは解除したようですが，その後に間欠的クローズドロックが見られるようになり，最近痛みの再発と雑音がひどくなったため来院されました．開口量は十分にあり，下顎運動障害はないので，診断は復位性顎関節円板障害（Ⅲa型）です．年齢が若かったこともあるのでしょうが，円板整位運動療法を指導することで，間欠的クローズドロックは2週間程度で寛解していきました．

田口：私もこういう症例を多く経験しています．臼歯部の開咬の件ですが，陳旧性もしくはそれに近いクローズドロックの症例では，術者によるマニピュレーションにてロック解除できた場合，多くは臼歯部の開咬を呈します．患側の臼歯部にクラウンなどの補綴処置がある症例を除き，そのまま経過を観察しています．私の経験では，数日から2週間で咬合はほぼ改善しますので．さらに長い症例では，4カ月かかって改善したということも経験しています．開咬した臼歯部に補綴が必要かどうかという判断では，すでに補綴がなされていれば補綴的に改善することも視野に入れていますが，天然歯であればゆっくりと咬合するのを待つほうがよいと考えます．

◆ 筋ストレッチ開口訓練

塚原：筋ストレッチ開口訓練の適応は咀嚼筋痛障害（Ⅰ型）です（図7）．患側の臼歯部に指をあて，筋の走行に沿って下方に牽引します．無痛開口域をさらに3mm程度増加させるイメージで行っていただきます．1回3～5分で，1日5～10回くらいがよいと思います．

それでは，症例を供覧したいと思います．**症例3**は37歳，女性．パソコン関連の業務が多いようです．矯正治療の後遺症のためか臼歯部の咬頭嵌合位が弱いのですが，噛みづらさなどの訴えはありません．矯正治療を行う以前である10年以上前から両顎の痛みと開けづらさを感じていたそうです．患者さんは調子のよい時期と悪い時期があると表現されました．今回はこの症状が強く出現したために来院されました．患者さんの開口は回転運動が中心で下顎頭が滑走運動しにくい状態でありました．また疼痛部位は咬筋の中央部です．右側は開口時痛，前方運動時痛，圧痛がありますが，左側は圧痛のみです．

両側咀嚼筋痛障害（Ⅰ型）と診断し，3日間の鎮痛薬投与と，2週間の筋ストレッチ開口訓練を行ったところ，少しのこわばりは残存していましたが下顎頭の滑走運動も改善

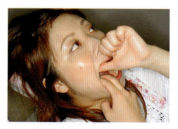

図7 筋ストレッチ開口訓練（塚原）
　　患者が無痛開口域を3mmくらい増加させる力で，患側臼歯部に手指をあて，筋の走行に沿って下方へ牽引する（1日5～10回）

症例 3　筋ストレッチ開口練習で寛解した症例（塚原）

患者：37歳，女性．会社員（保険会社，パソコン業務が多い）．心配性・真面目な性格．健康状態は良好，表情が硬くこわばった感じ
主訴：両側あごの痛み，開口しづらさ
現病歴：
① 10年以上前から症状の再燃を繰り返す
② 5年前，他院にて反対咬合と叢生の改善のために矯正治療を行った
現症（3-1〜3-4）：
① 開口量；無痛 27 mm，有痛 40 mm
② 顎運動；開口時に両側ともに回転中心．滑走しにくい状態
③ 疼痛（部位）；右側咀嚼筋（咬筋）中央部に開口時・前方運動時・圧痛 3/10，左側咀嚼筋（咬筋）中央部に圧痛 2/10
診断：咀嚼筋痛障害（Ⅰ型）
治療：
① 薬物療法；ロキソプロフェンナトリウム 180 mg/日，3日間
② 運動療法；筋ストレッチ開口訓練，1回5分，5〜6回/日，2週間
約3週間で咀嚼筋痛，日常生活障害がなくなった

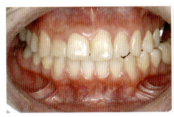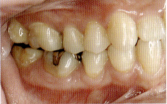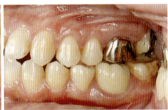

3-1〜3-3　初診時口腔内写真

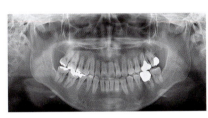

3-4　初診時パノラマX線写真

し開口状態はほぼ正常化しました．なお，臼歯部の補綴は行っていません．この患者さんは，現在もメインテナンスで来院されていますが，症状の再燃はありません．

和気：パノラマX線写真から見ると，下顎頭が小さい気がしますが．
塚原：たしかにそうですね．しかしパノラマX線写真で判断するのは難しいと思います．
和気：そうでしょうね．関節部の痛みは訴えていないわけですよね．
塚原：はい，ありませんでした．
澁谷：術者によるストレッチは行いましたか．
塚原：診断・指導も含めて，最初に1回行っています．
田口：筋ストレッチ開口訓練は，私は自己牽引療法の一つとして考えています．それ以外に，筋に対し行うホームケアとして，筋訓練療法が重要であると思います．

　顎関節症において，トリガーポイントを有する症例や，長期にわたって開口障害や顎運動時痛を有する症例では，咀嚼筋群および関連諸筋群の筋力低下がみられます．筋力低下は運動障害を長引かせるだけでなく，諸症状の寛解に大きな障害となります．これ

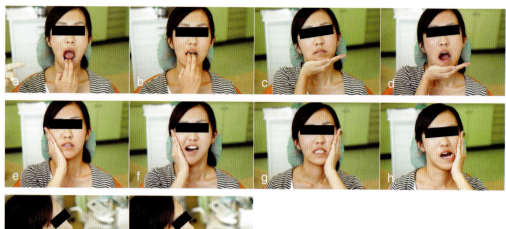

図8 筋訓練療法（田口）
a,b：閉口筋群の鍛錬．開口位にて下顎前歯部に利き手の示指・中指を図のようにあてがい，下に引っ張る力を加える．そして，加えた力に抵抗するようにゆっくりと閉口させる（1～2分間）
c,d：開口筋群の鍛錬．閉口筋群の方法とは逆の力を加える．オトガイ部に手掌を図のようにあてがい，力を加えながらゆっくりと開口させる（1～2分間）
e,f：外側翼突筋の鍛錬．図のように手掌を頰部にあてがい，その力に抵抗するように顎の側方運動をゆっくり行う（1～2分間）
g,h：同じく外側翼突筋の鍛錬．e,fの反対側の方法（1～2分間）
i,j：外側翼突筋および関連筋群の鍛錬．図のようにオトガイ部に示指・中指・薬指の3本をあてがい，力を加えながらそれに抵抗する力を加え下顎を前方へゆっくりと運動させる（1～2分間）

は，過度に短縮した筋節では収縮タンパクのエネルギー源であるアクチン・ミオシンの供給が不足します．このことが筋の作業能力に影響を与え，筋力の低下につながります．したがって，自力で負荷をかけて咀嚼筋群を鍛錬する筋訓練療法（図8）を積極的に患者さん自身に行ってもらいます．とくに筋のストレッチと併用して行うことで，顎関節症の再発・症状再燃の防止につながることを認識してほしいと思っています．

和気：私は，負荷筋訓練法も東京医科歯科大学の顎顔面外科の方法をアレンジして指導しています（図9）．これは，「アゴを使うとすぐ疲れる」「常にアゴがだるい」などの症状を訴える患者さんに対して，筋の強化を目的に行っています．理論は等尺性筋力増加運動，いわゆる"力くらべ運動"です．

閉口筋に対しては，まず患者さんに2横指程度開口していただき，下顎の前歯に自分の指を2本かけて下方に引っぱってもらい，その次に口を軽く閉じるように指示します．このときに閉口する顎の力と指にかける力を拮抗させて，5～10秒間，顎の位置が動かないように指導します．そして患者さんが少しつらくなったら力を抜いて休んでもらい，5回程度行わせています．

開口筋は机で頰杖をついた状態にし，頭の重さに拮抗させて口を開いてもらいます．疲れたら休んでもらい，やはりこれも5回程度です．同じ理論で内・外側翼突筋や，ま

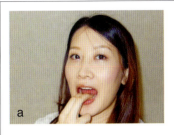

① 準備体操：痛みの出ない程度に口を開けて，口を小刻みの10回程度開け閉めしてください．そのときに，できるだけ上下の歯は接触させないでください
② 負荷訓練：図のように軽く口を開け，下の前歯に指を2本かけて，下の方向に引っ張ってください．このときに，口は閉じるように力を入れて，引っ張りっこをしてください．5〜10秒間その状態を続けてください．少し休んで，5回程度行ってください
③ 整理体操：準備体操と同じです
　＊回数：1日に4〜5回（毎食後・入浴時・就寝前などに行ってください）
　＊痛みが強いときは，引っ張る時間や1日の回数を減らしてください
　＊効果の出ない場合やご質問がありましたら，担当医にご相談ください

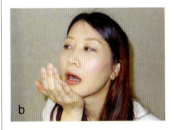

① 準備体操：痛みの出ない程度に口を開けて，口を小刻みの10回程度開け閉めしてください．そのときに，できるだけ上下の歯は接触させないでください
② 負荷訓練：図のように軽く口を開け，手をアゴの下に当てて，押してください．このときに，口は開くように力を入れて，5〜10秒間その状態を続けてください．少し休んで，5回程度行ってください
③ 整理体操：準備体操と同じ方法を行ってください
　＊回数：1日に4〜5回（毎食後・入浴時・就寝前などに行ってください）
　＊押す時間や1日の回数は，加減してください
　＊効果の出ない場合やご質問がありましたら，担当医にご相談ください

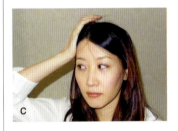

首のコリや軽度の痛みがある方へ
① 図のように右のコメカミに右手を当てて，顔の中心方向に軽く押してください．このときに，顔は動かさないように頑張ってください
② 次に，左手を使って同じことを行ってください
　＊時間と回数：1回に5〜10秒．少し休んで，5回程度行ってください．
　　1日に4〜5回（毎食後・入浴時・就寝前などに行ってください）
　＊押す時間や1日の回数は，各自，加減して結構です
　＊効果の出ない場合やご質問がありましたら，担当医にご相談ください

図9 負荷筋訓練法（和気）
　a：閉口筋，b：開口筋，c：頚部の筋肉

た首や肩の凝りがある方に，胸鎖乳突筋や僧帽筋を目標に行うこともあります．田口先生の筋訓練法と同様な効果を目的としています．

◆ 運動療法の問題点

中沢：ここで運動療法の問題点について考えてみたいと思います．今までに考えてきたなかでも，運動療法は効果が持続する症例もある一方，後戻りをする症例もあるという

話が出てきました．また，顎位の変化の話もいたしましたが，特に開業医の先生にとって，臼歯部の開咬は解決しなければならない問題でしょう．顎関節の痛みが取れたことで治療が終了となっては，患者さんが納得してくれないと思います．

田口：また運動療法の場合，行った直後は即時効果で症状が軽快しますが，時間経過とともに元に戻ることが多いです．効果を持続させるためには，術者の行う運動療法（プロフェッショナルケア）と，患者自身の行う運動療法（セルフケア）をうまく組み合わせていくことで，効果を持続させることが可能となります．つまり，運動療法の一番の問題点は効果を持続させるためにはどうするかということであり，次いで重症例はごく少ないものの，副産物としての臼歯部の開咬があると思います．

塚原：私たち開業医はプライマリケアを行う関係上，主訴である顎関節以外にも患者さんから口腔内の相談をうけ，メインテナンスを中心に長くお付き合いすることが多いと思います．そこがプライマリケア医としてのいいところで，なかには顎関節症の長期の経過観察も可能となってきます．

中沢：たしかに，長く付き合ううえで咀嚼機能の回復は重要です．きちんと噛めると筋肉が伸ばされて循環が良くなり，痛みが出なくなるのかもしれません．

塚原：たとえ軟らかい食事であっても，一度の咀嚼の回数が20回程度あれば，正常な顎関節の循環は維持できていると思います．

髙野：なるほど．そうすると，歯科治療はある程度の状態までもっていくことで，あとは咀嚼など日常生活は通常どおりに行うことによって患者さん自身で良い状態を保てるようにするということですね．

塚原：そのように考えております．もちろん，ほとんどの歯が残っている若年者と，欠損の多い高齢者では異なるでしょう．

島田：補綴して良い症例と，補綴してはいけない症例の判断が必要だと思います．咬み合わせが気になって来院された患者さんに対して，術者が行うマニピュレーションによって関節・筋肉の状態が改善しただけで問題が解消されることもありますので，そのような患者さんにマニピュレーションを行わなかったら，いきなり咬合に手をつけることになったでしょう．その前の段階で補綴を行って顎位が変わったことで症状が悪化してしまった場合，大変なことになってしまいます．もちろん，補綴を行うべき患者さんに対しても，補綴の前に術者がマニピュレーションを行い顎関節の状態を整えることは，その後の治療を考えるために有効です．

　できるだけ天然歯には手をつけたくないですから，可逆的な運動療法で症状を軽快できるのであれば，まずは術者がマニピュレーションを行っておこうとする姿勢も必要でしょう．

中沢：私は最近，たとえば顎関節症が主訴ではなく補綴を行う患者さんに対しても，咬合採得の前に運動療法を行って顎関節の状態を整えることで，補綴後に起こるトラブルを避けることができることがあるのではないかと思っています．

島田：たしかに，治療としてシンプルになることもあるのではないでしょうか．

髙野：大きな補綴ケースの場合，それに近いことは多くの臨床医が通常行っていると思いますが，少数歯欠損の症例でも必ず行うということですか．

中沢：はい．たとえば⑤⑥⑦ブリッジなどのケースなど，第二大臼歯が関わる症例では必要だと思います．ほかにも前歯部の補綴の際，術者がマニピュレーションを行った後で強く当たってくるケースがありますが，そのような症例では将来，関節包内の状態が整うと荷重負担が出てきてしまう恐れがあるわけです．

　また，歯周病の患者さんでも歯が動いてしまったことで顎関節に負担がかかる症例もありますから，術者によるマニピュレーションで軽減することはできるでしょう．運動療法は歯科臨床全般に役立つと言ってもいいと思います．

田口：中沢先生のおっしゃる通りです．特に大臼歯部のブリッジにおいてテンポラリーでの期間が長いと，噛みしめ等による低位咬合を惹起することがあり，印象・咬合採得前に十分ストレッチを行うことで，より良好な補綴装置となります．

塚原：私は中沢先生が言われていた運動療法の効果と同じことを，行動療法の一つであるTCH（Chapter 6，113〜115ページ参照）是正にも感じています．TCH是正は顎関節症に対する治療法でもありますが，口腔内のさまざまな病態（知覚過敏症，舌痛症，特発性歯痛の一部など）に有効だと感じています．顎関節症治療に役立つ可逆的な方法は，さまざまな歯科疾患に効果が出ることも多いのではないでしょうか．

中沢：運動療法は特に可逆的で害も少なく，高額な器材を必要とすることはありませんので，比較的取り入れやすい内容だと思います．もちろん運動療法にかぎらず，顎関節症治療では新しい技法を治療の手段として組み込んでいくことで，臨床の幅を広げていければいいのではないでしょうか．

Chapter 4

精神科との連携

宮岡　等

松香芳三

和気裕之

髙野直久

中沢勝宏

田口　望

◆ 精神科との連携が必要になる場面

田口：顎関節症における精神科との連携について，考えていきたいと思いますが，われわれ歯科医が精神科医とどのような形で連携をとるかという部分は，一般開業医にとって一番むずかしいところだと思います．

　来院される精神疾患をもった患者さんの多くに不定愁訴があるわけですが，そのような患者さんに対して，歯科医はすぐ治療介入をしてしまいがちです．精神科に紹介するタイミングなども含め，歯科と精神科がスムースな連携をもてるようになればいいと思いますが，一般開業医の立場として髙野先生はいかがでしょうか．

髙野：たしかに，複雑な背景をもった患者さんが来院されることもあります．その例を図1に挙げましたが，たとえば長文の手紙を持参される患者さんなど，経験上，慎重な対応が必要なことが多く，特に精神科との連携が必要になる可能性が高いといえるでしょう．

宮岡：図1のように患者さんをタイプ別に考えることは，非常に重要ですね．

髙野：ここに挙げたようなケースを，必ず精神科に紹介するともかぎりませんが，精神科医のお話を聞いたらいかがですか，という患者さんもいるという程度です．

和気：2011年の厚生労働省の発表では，精神疾患で医療機関を利用しているのは日本人の約40人に1人であり，生涯有病率は約20％ということです．実際には医療機関を受診していない人もおり，また，内科などの身体科を受診している身体表現性障害を考えると，さらに多くなるのではないでしょうか．そう考えると，歯科医は毎日1人以上の精神疾患をもった患者さんを診ている計算になります．たとえばどのような患者さんが精神面の配慮が必要かということですが，モデルケースを2つ挙げてみました（図2,3）．なお，精神疾患と心身症の違いについては，後で述べたいと思います（74ページ，図9，10）．

中沢：松香先生がおられる大学病院は地域の中核病院ですが，どのような判断で精神科へ紹介するのでしょうか．

- 訴える痛みの程度と状態の評価が大きく異なる場合
- 訴えの程度や内容の日内変動が多く見られる場合
- 成人にもかかわらず，付き添い人がいる場合
- 現在も精神科の加療を受けている患者の場合
- いわゆる精神安定薬を常用している患者の場合　など

図1 歯科医が精神科との対診を考えるのはどのようなときか？（髙野）

30歳代，女性，会社員
主訴：右顎の痛み
現病歴：半年前から右側の顎に疼痛が出現．口を開いた時と食事の時に痛い．かかりつけ歯科で相談したところ，顎関節症と診断されて咬み合わせの調整とスプリントを製作した．しかし，その後も疼痛は続き，同医からの紹介で受診した
現症：顔貌等の外観の異常なし．右側顎関節部および咬筋部に開口時痛と圧痛がある．触診で右側顎関節に開口時にクリックがある．自主開口域は 35 mm．舌・頰粘膜に圧痕あり（噛みしめの自覚あり）
検査：X線検査では顎顔面部に異常所見なし
既往歴：1 年前に，頭痛と肩こりで内科から鎮痛薬を処方されて 3 カ月服用
家族歴：特記事項なし
面接：症状は仕事が忙しくなると強くなる．会議の前は特に悪い．顎の痛みがひどいときは，頭痛と肩こりも強くなる．症状は，朝からある日と，夕方に強い日がある．特に不安感や憂うつ感はない．休日が続くと症状は軽い
診断：右側顎関節症（口腔心身症）
治療方針：心身の気づきを促す，生活指導（心身の負担の軽減），TCH の是正，運動療法（開口訓練），筋マッサージ
治療経過：約 3 カ月で疼痛は軽減し，自主開口域は 45 mm に改善．その後も仕事が忙しいと症状を自覚するが自制可能

＊狭義の心身症に該当するケース（歯科医が単独で対応が可能なことが多い）

図2 モデルケース①（和気）

50歳代，女性，主婦
主訴：両側の顎の痛み，頚〜肩〜背中の痛み，眠れない
現病歴：3 年前に顎，頚，肩，背中の痛みが出現し，整形外科，神経内科，膠原病内科を受診．検査を受けたが原因はわからず，各種の鎮痛薬，筋弛緩薬，抗けいれん薬等を服用するも効果なし．2 年前から心療内科で抗不安薬を投与されている．約 1 年半前に 3 軒目の歯科で咬合異常と診断されて矯正治療を開始した（現在は保定中）．その後，症状は悪化し，強い日は眠れず，顎の痛みで食事も摂れず，家事も十分にできなくなる．友人の勧めで受診した
現症：顔貌の異常なし．表情は暗く，精気がない．両側の顎関節周囲，咬筋，側頭筋，胸鎖乳突筋，僧帽筋に圧痛がある．両側の顎関節にクレピタスを触知する．開口障害なし．舌・頰粘膜に圧痕あり（噛みしめの自覚あり）
既往歴：30 歳代から自律神経失調症と不眠症で抗不安薬，睡眠薬を約 10 年間服用する
家族歴：特記事項なし
同居家族：夫（60 歳代，会社員），長女（40 歳代，会社員），義母（80 歳代，認知症）
面接：ストレスは家族（義母の介護．長女が結婚しない．夫が話を聞いてくれない・協力的でない）．性格は，心配性で気にしやすい．身体のことや人との関係の些細なことが気になり，気持ちを転換するのが苦手
検査：X線検査で両側の顎関節（下顎頭）に変形あり
診断：両側顎関節症（口腔心身症）
治療方針：生活指導（心身の負担の軽減），TCH の是正と顎を中心としたリラクゼーション，マッサージを指導．夜間のスプリント使用．通院中の心療内科へ情報提供（慢性疼痛の状態が考えられる）
治療経過：心療内科（診断；疼痛性障害）から抗うつ薬，睡眠導入薬が追加されてから，約 4 カ月で全身の疼痛は軽減する．以前と比べると夫の協力が得られるようになり，食事も普通の物が摂れるようになる

＊広義の心身症に該当するケース（歯科医だけでは対応が難しい場合が多い）

図3 モデルケース②（和気）

松香：私たちには確定診断はできませんので，患者さんの訴えを説明する器質的な変化を認めず，精神的な訴えが大きい場合に紹介します．

◆ なぜ精神科との連携がむずかしいのか

田口：糖尿病や心疾患など内科系の合併症をもった患者さんや，外科系の合併症をもった患者さんが来院された場合，最近では病診連携が整った環境となってきており，さほど抵抗なく他科とコンタクトが行われていると思いますが，こと精神疾患となると，なぜか連携がむずかしいと考える傾向にあるように思います．いかがでしょうか．

和気：はい．歯科は一般開業医においても抗血栓薬やビスホスホネートなどの問題があり，内科・脳外科・整形外科との連携が比較的密に行われていますが，精神科との連携は少ないように思います．しかし，オーラルジスキネジアなどの抗精神病薬の副作用が出ている方もいますので，精神科と連携すべき患者さんは少なくありません．

　精神疾患が安定している患者さんは，基本的には通常の歯科治療に問題はないですが，抗精神病薬のハロペリドールなどを服用している方ではアドレナリンの併用で注意が必要です．

髙野：連携を取ろうと思っても，歯科医は自分の一般医科に対する知識が少ないのではないかという心配があります．あるいは，この程度の症状で他科に紹介していいのか不安になるということもあります．私は，歯科としての診断内容をきちんと書き込み，対診してほしいと伝えればよいと思うのですが，依然としてハードルは高いのかもしれません．和気先生のおっしゃる通り，これまで他の医科と比べて，精神科との連携をあまり行ってこなかったことがあると思います．

和気：来院された患者さんが精神科にかかっていても，安定していないように見える方では，必ず精神科に照会して状態を把握すべきでしょう．また，現在は通院していなくても既往歴がある患者さんで，智歯抜歯や多数歯カリエスなど侵襲の大きな治療の前には，かかっていた精神科に照会したほうがいい場合もあります．

髙野：精神科との連携が必要になるかもしれないと思った患者さんに対して，歯科で行うべき診断に際して気をつけたいことを図 4 に挙げました．これらの内容を踏まえ，連携が必要になると感じた患者さんには精神科への紹介をすることになりますが，精神科ということで抵抗を示されることも多いと思います．そのような患者さんについては，少し時間をおいてから再度探ってみることも大切ではないでしょうか．

松香：たしかに，患者さんの精神科受診への抵抗も考えてあげないといけませんね．都心の医院では少ないのかもしれませんが，特に私の勤務している徳島などの地方都市では，勧める言葉も出しづらいという場面があります．

田口：松香先生のおっしゃる通りです．地方都市で診療しているわれわれは，偏見かもしれませんが強く感じることです．

- 歯科疾患は見落とさないようにしっかり診る
- 医療面接は親切に時間をかけて丁寧に行う
- 診断に際しての情報は正確に収集整理する
- 精神科疾患への理解は可能なかぎり試みる
- 先入観で即断しないように聞く姿勢で診る
- 精神科医とは日頃よりコンタクトを取るように
- 精神科紹介は必要ならばためらわずに行う
- 紹介後の対応が，医療連携の成否を分ける

図4 精神科との対診を行うにあたって気をつけたいこと（髙野）

髙野：精神科への紹介ができても，精神科医にとって歯科領域の訴えはメジャーとはいえません．したがって，1回紹介して症状が寛解しなくても，精神科への紹介を諦めずに再度同じ精神科医にお願いすることのほか，他の精神科医に頼むことも必要な場合があります．

中沢：先ほど，髙野先生から長文の手紙を持参した患者さんについてのお話がありましたが，手紙にはこれまで治療を受けてきたいろいろな医院の話が書かれていたりします．そのようなドクターショッピングになってしまっているような患者さんは，精神科医にとってもむずかしいのでしょうか．

宮岡：ドクターショッピングされる理由にもよりますが，一般にむずかしいことが多いですね．紹介すること自体が，その患者さんにとって良いことかどうかも考えないといけません．特にすでに何らかの歯科治療を受けた方の場合は，もちろん，患者さんが精神科受診を希望されれば話は別ですが．

◆ 治療介入後の紹介はむずかしい

中沢：それでは，精神科へ紹介するタイミングについてうかがいたいのですが，宮岡先生は精神科医として，すでに歯科治療の介入をされた後に紹介されてきても困るという立場だと思います．一方で歯科医としては，歯科治療の効果がなかったために精神科領域の疾患を疑うということも多いと思います．そのあたりはいかがでしょうか．

田口：さらに，歯科に難治性の疼痛を訴えてくる患者さんの多くは，再治療の場合が多いわけです．歯科医はこれまで治療をされてきた症例について，さらに何か治療をすれば寛解すると思ってしまいがちです．

宮岡：「効果がない可能性もありますよ」と説明し，同意を得て治療介入をしていただくのはかまわないでしょう．「効果がありますよ」と説明して介入し，うまく行かなかったために精神科へ紹介されてくると，受け入れる精神科医の関わりは難しくなるということです．「効果があります」という，事実とは言い切れない説明の下に治療されたわけで

すから，経験上，そのような患者さんがかなり多いように感じます．もし，「効果がない可能性もありますよ」と言われていれば，患者さんは「それなら治療をしないでください」と言っていたかもしれませんし．

　たとえば薬についても，効かない可能性と薬を飲まなくても症状が改善する可能性を伝えないと成り立たないのが現在の医療です．「良い薬ですよ」と投与して，全く効かなかった場合や重篤な副作用が出た場合，その医師は問題とされるでしょう．

中沢：われわれはこれまで正しい診断を教わってこなかったのではないかと思うときがあります．患者さんが痛いと言ってくれば，まずは何か治療を行ってみて，それで治らないと他の疾病を考えるということもあります．

宮岡：リエゾン診療というのは身体各科の患者さんに精神的な問題が起こったときや，起きるのを防ぐために精神科が関わることを言い，歯科だけでなくいろいろな診療科と連携していますが，やはり歯科は特殊な部分があるのです．それは治療した後に依頼や相談される患者さんが多いことかもしれません．

田口：なるほど．そういった患者さんが来院され，どうしても治療を行う必要があると判断した場合，主訴に対し「効果がない可能性がありますよ」としっかり説明・同意を得たうえで治療を行っていくことが，きわめて重要ですね．そのときに，効果がない場合は，心療内科，精神科への対診の可能性を示唆しておくほうが良いのでしょうか．

宮岡：メンタルな問題がなくても，治療で良くならないことはいくらでもあるでしょうから，それは不要と思います．一方，もしあらかじめメンタルな問題を疑うのなら，早めに相談していただいたほうが良いでしょう．

◆ 精神科がどこまでフォローをするのか

田口：二次医療機関としての大学病院には，今回のテーマである精神疾患をもった患者さんが多く来院されると思うのですが，いかがでしょうか．

松香：紹介で来院される患者さんが多いという特徴は，あるかもしれませんね．そのような患者さんの例を供覧します．

　図5は口の中から糸状のものが出てくるという患者さんでした．ほかにも風船が出てくる，火傷しそうに熱いところがあるなど，さまざまな症状を訴えてくる患者さんがいます．また，ものを食べるとゴムのように上顎歯が動くという患者さんもたまに見かけます．極端な例は図6ですが，この患者さんは歯が痛いので，歯冠部をすべて削合してもらったということです．ここまで介入した歯科医にも，問題があると言わざるをえません．

和気：図6の患者さんには，まずどのように対応されたのでしょうか．

松香：検査入院という形で入院していただき，他科の診察を受けてもらいました．最終日にはやっと精神科を受診してもらえました．この患者さんの両親は，精神疾患がある

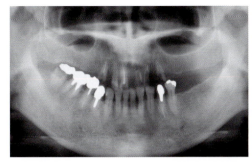

図5 口腔内の状態に見合わない不可解な訴えをもっていた患者（松香）
　患者：54歳，女性
　主訴：口の中から糸状のものが出てくる
　現病歴：半年前，義歯やクラウンが破折し，その後に口腔内の筋肉が切れてきている感覚が存在．近医で義歯を製作するが，解決しなかった．口の中から糸状のものが出てくるという固定観念をもち，ハサミで切断しようとしていた場面を夫に目撃された

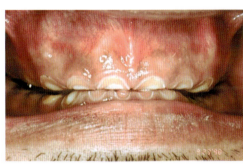 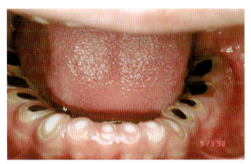

図6 全歯の疼痛のために歯科医院で歯冠削除を受けた患者（松香）
　患者：20歳代，男性
　主訴：全歯が痛い
　現病歴：全歯の疼痛のために歯科医院で抜髄，歯冠削除を受けた．その後も疼痛が軽減しないため，カリフォルニア大学ロサンゼルス校を受診し，そこから紹介を受け来院した

ことを理解されているようでした．

宮岡：この症例は，どの段階かで歯科医が治療しないという選択肢はなかったのでしょうか．症状の訴えが強いからといって，歯科医が介入せざるをえないという考え方はおかしいと思うのです．「介入しても良くなる可能性は小さい」と，なぜ歯科医は言えないのかと思います．

　というのも，リエゾンを考えていくうえで，どの知識や技術レベルの歯科医まで連携の対象とするのかというのは大きな問題なのです．この症状に対して図6のように歯冠部をすべて削合してしまうという処置をする歯科医とまで連携をとるのは，非常に厳しいです．これは歯科だけではないのですが，このような処置を受けてしまった症例まで精神科が対応するのは無理でしょう．精神科医の協力の妨げの一つは「他科の医師の後始末をやっている」という感覚かもしれません．

　私はこれまで，「処置に対する先生の説明が不十分に思えるので，もう少し説明してあげてください」と紹介元の歯科医に患者さんを戻したこともあります．精神科で治療法のない患者さんを安易に引き受けるわけにはいきませんから．

田口：宮岡先生のおっしゃることは理解できますが，松香先生のこの症例のように，自

分の症状・病気の原因はすべて歯科的なものだと確信し，来院されるケースが実に多いように思います．そういった患者さんに対し，頭から否定すると逆効果のケースも存在します．そういった思い込みへの対応として，何か良いアドバイスはございませんか．
宮岡：医師としてできることとできないことをはっきりと説明し，「精神科への相談も選択肢としてはある」程度にお話することくらいしかないでしょう．

◆ 身体表現性障害についての考え方

田口：次に，身体表現性障害について考えていきたいと思います．
松香：歯科医も身体化についての知識はもっておくべきでしょうし，そのような患者さんへの対応（図7）については，前もってきちんと考えておく必要があります．
　そもそも身体表現性障害とは，身体化を主症状とする精神疾患で，詐病は除きます．適切な検査を行っても，症状を説明できないものです（図8）．これらの患者さんは歯科に来られたので，歯科医はつい口腔内にのみ注目しがちですが，全身の状態について聞いてみると複数の症状を訴えられることも多いです．
　ただし，身体表現性障害の患者さんかもしれないからといって口腔内には問題がないかというと，カリエスがあったりすることもありますので，注意が必要です．
宮岡：身体表現性障害では，身体医が体の病気では自覚症状を説明できないことを保証しつづけるという姿勢が大切です．
松香：はい．身体表現性障害の患者さんについては，身体科の医師が主治医になるのが基本です．つまり，口腔内に症状が現れた身体表現性障害の患者さんの主治医は，歯科医がなるべきということです．
　その患者さんは口腔内の問題を考えて受診されていますし，主治医には歯科医がなるわけですから，歯科医に見捨てられたような感覚をもたない程度に，精神科の専門家にもみてもらうことを勧め，歯科治療は再度引き受ける旨を伝えることが大切です．その患者さんについては，歯科医がずっと付き合っていかないといけないということになります．ここでの歯科医の患者さんへの態度が大切になるわけで，そこがうまくいかないと，そもそも精神科を受診しないかもしれませんし，たとえ受診しても精神科医と患者さんとの関係が最初から悪くなってしまいます．
中沢：私のところにも身体表現性障害らしい患者さんが来院されることがあって，長く付き合うことも多いのですが，ある日突然来院されなくなるケースもあります．
松香：たしかにありますね．地方ですから，ほかの医院に行っているという情報も聞こえてきますので，どこの医院に通っているかは大体わかります．その後，大学病院に戻ってくることもあります．
髙野：身体表現性障害以外についても，たとえば詐病についてはいかがでしょうか．
宮岡：詐病というのは目的があって嘘を言っている状態ですから，多くないと思いま

図7 身体表現性障害をもつ患者への対応（山田和男，松香芳三）

図8 身体表現性障害の分類（DSM-Ⅳ-TR）（アメリカ精神医学会は，2013年にDSM-5改定）

す．詐病が強く疑われる場合，身体科である歯科で「治療ができません」として，親しい精神科医に相談していただくしかないかもしれません．

田口：なるほど．身体表現性障害や詐病については，身体科の医師であるわれわれ臨床医が，疾患をよく理解し，対応にあたることが重要ですね．また，つねに患者さんの訴えなどに対して，十分に注意を払うことが必要ですね．

◆ 歯科心身症患者への対応

中沢：精神科との連携では，歯科心身症も問題になるかと思いますが，いかがでしょうか．

和気：代表的な歯科心身症には，舌痛症と顎関節症があります（図9，10）．いずれもストレスが関連する場合は多く，そのような患者さんとはラポールをとるために特に話を聞くことになりますが，だからといって聞きすぎると時間が取られてしまうという問題もあります．

宮岡：和気先生は結構長い時間，話を聞かれているのかもしれません．ただ，精神科医の一般的な診療は長くて10分ぐらいではないでしょうか．初診のときはもっと時間をとりますが…．たとえば舌痛症の患者さんなど，症状によっては多少の薬を使いながら，10分くらい話を聞くだけでずいぶん違いますよね．

田口：話を聞いてちょっと同意や理解をしてあげるだけで寛解することも多いですよね．

和気：顎関節症は狭義の心身症モデルがよく当てはまります．すなわち，まず患者さんに器質的または機能的な異常所見があるうえで，発症や経過にかかわる寄与因子として，心理的ストレスが大きな役割を果たしてきます（図11）．

一方で舌痛症は，舌痛に対応する器質的な異常所見が見つかりません．一部の患者さんではステロイド軟膏で痛みが軽減する方もいますので，明らかな炎症所見がなくても

1. **発症と経過にストレス(心理社会環境的な因子)が密接に関連している病態**
   ストレスは
   ①心理面では，不安や憂うつ感など
   ②身体面では，消化器(例；胃潰瘍)や呼吸器(例；気管支喘息)，筋骨格系(例；腰痛症)など
   ③行動面では，登校拒否やアルコールの多飲など
   に影響を与える

2. **身体疾患である(身体診察と検査で異常所見が見つかる)**
   精神疾患ではない

3. **うつ病や神経症などの精神疾患に伴う身体の症状は，心身症ではない**
   患者が身体の症状を訴えるのは身体疾患だけでなく，精神疾患(うつ病や神経症など)でも身体の症状を示すことがある．すなわち，精神疾患を除外する必要がある

図9　心身症を理解するためのポイント（和気）

◎**心身症：狭義と広義の概念がある**
　狭義：図9の1～3のすべてに該当する病態
　　　　例：胃潰瘍（心身症）
　広義：「心身両面からの評価と対応を要するすべての疾患」
　　　　（身体の症状を訴えるが，身体疾患が見つからないケースが含まれる
　　　　例：舌痛症（心身症））

◎**歯科心身症：**
　例：舌痛症，顎関節症，口臭恐怖症，歯科治療恐怖症，咬合感覚異常症・口腔乾燥症・味覚障害など（＊特発性：原因が見つからない）
　　　顎関節症の一部は狭義の心身症に該当し，一方，舌痛症や口臭恐怖症などの異常所見が見つからないものは広義の心身症

図10　心身症と歯科心身症（和気）

舌に歯や義歯が擦れているのかもしれません．しかし，舌痛症の痛みは舌そのものではなく，より中枢に問題があると考えられますので，局所に対する治療ではほとんど改善しません．

髙野：先ほど，宮岡先生から必然性のある治療は説明のうえ行っていいと聞きましたが，たとえば舌痛症の患者さんの口腔内を湿潤させることで少しは症状が和らぐのではないかと考えた場合は，どうでしょうか．

宮岡：そのような場合，期待される効果と限界と副作用をきちんと説明したうえで用いるのはいいと思います．

和気：歯科心身症の症例ですが，図12の患者さんに顎関節症の所見はあるのですが，顎関節症だけで長期の疼痛を説明できません．また，過剰な鎮痛薬の服用がみられまし

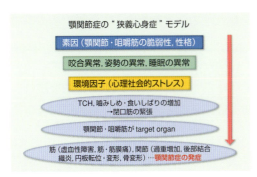

図11　顎関節症の発症（和気）　　　　図12　精神科への紹介例（和気）

たので，精神科に紹介をしました．

宮岡：この症例では，患者さんの薬剤などを考えると精神科との連携が必要と判断されたというのを，理解できます．ただ一方で，不適切な治療や不十分なインフォームド・コンセントの結果，対応がむずかしくなった症例まで精神的な問題として，精神科に紹介しようとする歯科医もいます．大事なのは一方的な紹介ではなくて，その後の意見交換ですね．

和気：歯科医として，精神科医の先生方には歯科心身症というものがあって，患者さんが苦しんでいるということを知ってほしいと思います．しかし，精神科医は患者さんから歯の症状を訴えられても困るわけですので，歯科医も精神科医に丸投げしてはいけません．患者さんが見捨てられたという感覚をもたないように，歯科医・精神科医の両方で診ていくことが必要です．

田口：われわれ一般開業医にとって，相互に診察していただける精神科をもつことが重要ですね．

◆ 囲い込みを避ける

田口：それでは，われわれ一般開業医が，相互に診察していただける精神科ができたとして，どのように歯科診療を進めていったらいいのでしょうか．

宮岡：これまでリエゾン診療を担当してきましたが，大事なのは依頼し，両方の科の医師がしばらくは主治医となってみていくという姿勢ですね．そこからリエゾンが担当すべき患者像がはっきりしてくると思います．

髙野：歯科医が精神疾患をもった患者さんを囲い込まないように，一般的な開業歯科医にとって必要があったらすぐに対診してもらいたいという気持ちもあります．

宮岡：歯科医の先生方が「できる」ことを強調しないようにして，ここから先は歯科では治療ができないということをきちんと伝えられたら，自分から精神科に行く患者さんも出てくるのではないでしょうか．つまり，歯科が身体への処置を頑張りすぎないよう

にしてくれれば，あえて精神科に紹介しなくてもいいケースも多いとすら思い始めています．

　また，精神科は疾病のある方でも受診されていない方が多いと言われています．多くの人が，疾病をもっていても何とか日常生活を送っているわけです．日常生活を送れている方であれば，症状があることを理由に無理に精神科に紹介しなくてもいい場合があるのではないか，ということです．

松香：たしかに，私の場合も全員を紹介するのではなく，本人が困っている場合のみですね．

髙野：自分の診断の基準で診て，それでわからないならば背伸びして介入したりしないのは大切ということは理解できます．しかしながら，往々にして以前の患者さんにおける成功体験につながると，治療介入したくなるという問題もありますよね．

中沢：いわゆるレスキューファンタジーで，歯科医はついこの世界に陥りがちです．ただ一方で，痛みという意味では，歯内療法などは試み的な治療をすることで痛みが消えるということもまれにあります．

宮岡：もちろん，治療をすれば良くなる患者さんはいるかもしれませんが，一方で悪化する可能性もあるわけです．「効くかもしれないので，やってみる」という程度の考えで処置をすべきでないし，もしするのならその医師は連携やリエゾンの輪に入れないと思います．ここは厳しい問題があるのではないでしょうか．

中沢：歯科にかぎらず，現在の医学でも診断能力に限界があるということだと思うのですが，いかがですか．

宮岡：メリットとデメリットの両方をきちんと話して，患者さんが納得のうえで治療介入を行うのであればいいと思います．精神科でも，最近，経過をみるだけで治るものを，安易に抗うつ薬を投与することで，かえって長びかせていることもあると言われています．メリットばかり説明し，デメリットを説明しないのは，大きな問題です．

中沢：患者さんが何を求めているかというのが鍵だと思います．痛くて仕方がない，咬合の違和感が強い，という患者さんがいる場合，本来われわれ歯科医は手をつけずにチェックだけをするようにしないといけないのでしょうね．

宮岡：私は，「自覚症状と他覚所見が合わない患者さん」に対して，「自覚症状があれば他覚症状があるはずと確信して，徹底的に所見を探して治療する」という姿勢を，歯科医に再考していただいたほうが良いと考えています．そのうえで，「精神的なものの可能性もあるので，精神科医に相談する方法もある．精神科医が精神的なものの可能性が少ないと言えば，再び歯科医がみる」と患者さんに言えるのがいいのではないでしょうか．

中沢：その場合，どの科に紹介するか考えないといけないのでしょう．その際には，なぜそこに紹介するのか説明できないといけませんよね．

宮岡：自覚症状と他覚所見が合わないという段階で一度精神科医に相談していただけれ

ば，歯科医の身体面への介入は減るのではないでしょうか．ただ，自覚症状と他覚所見が合わないという場合でも，他覚所見が存在していることはありえます．問題は他覚所見に見合う自覚症状かということなのです．ここは，いわゆるエビデンスをもとにして説明しようとすると，とてもむずかしい部分です．

田口：自覚所見と他覚所見が合わない場合は，ひとまず歯科処置を行わないで，患者さんに状況の説明を行い，了解を得て，「精神的なものの可能性もあるので，心療内科・精神科を受診してみる手もあるよね」と言ってみるといいですね．

◆ 精神科から見た歯科の特徴

田口：歯科医は，歯学教育のなかでも自分自身の"技術を磨く"ということに重点が置かれた関係で，どうしても自分の蓄積した歯科的知識・技術で患者さんを治してあげようと思うことが多いようです．宮岡先生から見て，歯科についてどのように思われますか．

宮岡：リエゾン診療では多くの科と連携して診療を行っていますが，歯科ほど外科治療が容易な科はありません．外科治療を行う前に，もっと保存的治療で経過を診るという姿勢が必要ではないでしょうか．

さらに，外科系の先生は症状が変わらない患者さんと付き合うのが下手な気がします．歯科の若い先生とお話をすると，治療しなくても良くなる場合がある，という考え方が少ないことに驚かされます．自然寛解という概念があまりないのでしょうが，介入しないことのメリットをもう少し評価してほしいと思います．たとえば舌痛症患者さんは病気について説明して経過を診ていくだけで，自然に治っている例も多くあります．

また，外科だからこそ，インフォームド・コンセントが重要になってくるはずです．治療をした場合の改善・増悪の可能性，治療しなかった場合の改善・増悪の可能性は，きちんと伝えていただきたいと思っています．

中沢：何か手を下してもらいたいという患者さんの要望もあるので，むずかしいですよね．

宮岡：一般論として，自覚症状をもとに外科処置をするということは，他科にはほとんど存在しません．歯が痛いという患者さんに対して根管治療や抜歯まで行ってからでないと，精神面を考えてはいけないという考え方をもっている歯科医やその指導医がいまだにいるように思います．医療にファジーなものがあるのは当然で，そこにこそインフォームド・コンセントが大切であることを強調したいのです．

田口：外科処置に対するインフォームド・コンセントをしっかり行っていく重要性について，ご指摘いただきました．そのうえで，われわれ歯科医として，どの程度まで精神科の知識が必要とお考えでしょうか．また，日常臨床において歯科の立場から髙野先生にチェック項目を挙げていただきましたが（図1），精神科からの立場として精神科に紹

介したほうが良い患者さんなのかどうかの判断基準など，ご教示いただければと思います．

宮岡：結論はないのですが，インフォームド・コンセントは医療一般の必須知識ですよね．歯科の先生が医療一般で考えなければならないこと以外，もっておいてほしい精神医学の知識は多くないように思います．もちろん，知っていただくことはいいのですが，歯科だけでも情報量の多い時代ですから，そこから医療一般，さらに精神科まで勉強するのは大変です．医療の基本と歯科の基本を守りさえすれば，かなり対応できるし，精神科に紹介したほうがよい患者さん像も見えてくるように思います．

中沢：歯科も遅ればせながら，インフォームド・コンセントの制度を整備する必要性が，さまざまな場所で言われてきていますね．

宮岡：インフォームド・コンセントがあれば良いという問題ではありませんが，歯科治療前に書面できちんとインフォームド・コンセントを行っていれば，精神科に紹介される患者さんも減るのではないでしょうか．

和気：高齢の患者さんや認知症の方などには，できるだけ書面でも伝えるようにしていますが，精神面の問題をもつ方にも必要ですね．口頭で承諾されても，次の来院時に変わってしまうこともありますので．

田口：要するに，歯科医のほうが対応をよりクリアにしておかないと，暗中模索の状態で精神科に送られても，精神科は迷惑をされるケースも多いということですね．

宮岡：迷惑というのではなく，医療の基本は医師みんなで守りましょうということです．ただ，精神科でも十分な検討なしに抗うつ薬や抗不安薬を大量に用いる問題のある先生がいます．歯科と似たような状況かもしれません．

中沢：今回のお話でわかったのは，歯科医としての基本的なスキルを上げるのと，自分のスキルを見定めること，また，患者さんの状態を見極める人間的な力が必要であるということではないでしょうか．

Chapter 5

矯正治療と顎関節症

古賀正忠

藤田幸弘

中沢勝宏

田口　望

和気裕之

髙野直久

◆ 子どもの矯正治療と顎関節症

中沢：矯正治療と顎関節症の関係は，顎関節症既往のある患者さんに矯正治療を行う場合や，矯正治療中に顎関節症を発症した場合など，さまざまです．矯正医の立場から，古賀正忠先生，藤田幸弘先生にご参加いただき，それぞれどのような対応が必要なのか，また，専門医との連携などについても検討していきたいと思います．

田口：患者さんが子どもであっても大人であっても，顎関節症の治療を主目的とした矯正治療は厳に慎むべきだと考えますが，子どもと大人とではどのように考えるべきでしょうか．

藤田：顎関節症に対する治療に関しては，大人と子どもでは異なるところがあるのではないでしょうか．大人の顎関節症に対しては，症状を取ることを目的にします．一方，子どもは成長発育により咬合を含めた顎顔面形態が大きく変化しますので，顎関節症が咬合に，咬合が顎関節症に影響を及ぼす可能性が考えられ，大人と一律には考えられないところがあると思います．

和気：私は約30年間，「小児歯科クリニック」を開業していますが，子どもの顎関節症は経験上も文献的にも少ないです．最近は顎関節症も若年齢化してきたと言われていますが，青年期から増えだすという，これまでの年齢分布に変化はないと思います．

　まれに顎が痛い，口が開きにくいという小学生が来院し，顎関節症と診断されますが，これは矯正治療とは関係なく起きています．また，中高生で関節（雑）音があり，下顎頭が細く小さく，そしてオープンバイトのケースがありますが，そのような子どもの多くは自覚症状がありません．したがって，経過観察をしています．

藤田：McNeill先生たちがまとめられたTMDのコンセンサスのなかに，「歯科医によったり，他の事故によって急に起こされた不正咬合は，顎位回避パターンをとらせ，また関節負担を変化させる．一方，骨格性の不調和といった徐々に発現する咬合不調は，体がすばらしい適応を備えているために，非常にうまく受容される」とあります．ここで言われていますように，成長過程にある小児は，顎関節に生じるさまざまな影響を受容するキャパシティーが大きいということになるのではないでしょうか．

中沢：咬合は小児のときに安定させなければならないという話がありますが，いかがでしょうか．

藤田：適応能力が高い小児のときに，咬合のアンバランスを正すことができれば，関節の安定をも期待できるのではないかと考えます．しかしながら，子どもの頃に矯正治療を行えば将来顎関節症になることはない，というものではないと思います．

和気：乳歯から永久歯へ交換する小学生から中学生の時期は，日々咬合は変化していますので，一時的に異常にみえても顎関節症症状の改善を目的に矯正治療を行うことはないですね．もちろん，顎の偏位を伴うような交叉咬合の場合は，早めに矯正治療を行ったほうが良いと思います．

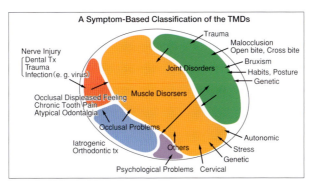

図1 Clark の症状による顎関節症の分類（古賀）

　そもそも子どもの矯正治療は，ほとんどが親の要望で行うといえます．すなわち，子どもの「出っ歯」「受け口」「デコボコ」を直したいという，親の審美的要求に集約されると思います．まれですが，子どもに「頭痛がある」「噛むのが遅い」「発音が悪い」「飲み込めない」などの症状がある，という親の訴えで矯正治療を求められた場合は，さらに面接すると，それ以外の問題がみつかることがあります．たとえば，親の過干渉や親自身が強い心配性であったりなどです．こうした場合は，慌てて治療せず経過をみることを勧めています．

田口：要するに，小児期では顎関節症を主体に矯正歯科を受診するケースはまれであるということですね．小児期は成長発育期であり，特に顎関節症症状に対しては，身体の適応能力を期待して対応することが重要で，顎関節症症状が発症した場合でもまずは運動療法などの可逆的な保存治療で対応すべきであるということでよろしいでしょうか．

◆ 顎関節症の既往のある患者への矯正治療

田口：それでは成人の矯正治療についてうかがいたいのですが，矯正治療の主たる目的は，矯正力により歯を正常な位置に移動させ，あるいは上顎骨・下顎骨の形態変化を生じることで，審美性・顎口腔機能の回復やその予防をはかることです．しかし，顎関節症の治療という観点からは，多因子疾患である顎関節症は，先にも述べたように，まずは可逆的な保存的治療で対応することが必要だという共通認識があるといえます．その場合，顎関節症を合併した患者さんが来院された場合は，どのように対応されますか．

藤田：まずは顎関節症に関する既往歴や現症を聞きもらすことがないようにするために，問診票の質問項目に顎関節症症状についての項目を必ず入れておくことが大切だと思います．矯正治療前に顎関節症症状を訴えているような場合は，もともとある症状を軽減あるいは消退させるように努めればよいわけですので，比較的対応がしやすいのではないかと思います．

古賀：図1 は Clark によるもので，症状を基本にした TMD の分類です．この図からわ

かることは，顎関節症発症要因のもっている複雑性です．私は顎関節症に取り組んだこともありましたが，現在では矯正歯科を専門に扱う立場で，顎関節症をもつ矯正の患者さんには，可能であれば顎関節症の専門医，または熟練医とともに対応するほうが良いのではないか，と感じています．したがって，顎関節症，特に開口障害，顎関節の強い痛み，下顎頭の形態異常，下顎頭吸収像などがみられた場合は，中沢先生をはじめとする顎関節の専門医，あるいは熟練医に診ていただくことにしています．これは顎関節を専門的にモニターしていただく，という見地からもいいのではないかと思います．私としては，この段階は矯正治療のイニシャルプレパレーションであるといった位置づけでおります．

中沢：古賀先生と私の顎関節症の患者さんに対する連携は二通りで，一つは古賀先生の矯正治療を予定していたり，相談にみえた患者さんで，顎関節に問題があると考えられた患者さんをご紹介いただくことがあります．そのときにはCBCTなどを活用して矯正治療を進めるべきか，中止して顎関節症治療を優先すべきかの判断をします．また，もう一方は私の診療所で顎関節症治療を行った結果，咬合異常が見えてきた症例の矯正治療をお願いしています．ときには外科的矯正も視野に入れて考えなければいけない症例もあります．

古賀：矯正治療は天然歯による咬合再構築であり，生理的な咀嚼プログラムを一時的に変えてしまう処置でもあります．私が矯正歯科医として感じるのは，多くの患者さんが矯正治療という咬合再構築の負荷に対して順応性，機能恒常性が高いという事実です．しかし，一方でこのような変化に対する耐性は個人差が大きいように思います．顎関節症またはその予備軍としての要素をもつ矯正の患者さんは，この耐性が弱いとも考えられます．さらに顎関節症の原因が全身の多面的な問題を含んだものであることを考えると，矯正歯科医にとって，矯正治療に際して顎関節症の専門医または熟練医が顎関節の管理またはモニターをしていただけることは，矯正治療上，きわめてメリットが高い，という点を強調したいと思います．

◆ 矯正治療中の顎関節症

田口：次に，矯正治療を始めた後，すなわち矯正治療中に顎関節症を発症するケースもあると思いますが，その場合の対応はいかがでしょうか．

藤田：矯正治療の期間は長いので，その間に時期を同じくして顎関節症が生じる可能性が考えられます．矯正治療と顎関節症に因果関係はないという報告はありますが，矯正治療開始後に症状が生じた場合，患者さんからすれば矯正治療を行ったから顎関節症になったのではないかということにもなりかねません．先日，床矯正装置を使用中に，装置が全く触れていない箇所の歯肉が腫れた患者さんがいました．装置の使用がその原因とは考えられないのですが，矯正治療中に症状が出たので，治療がその原因と思われて

しまいました．

　これまでにも言われてきたことですが，顎関節症は矯正治療を行ううえでのリスクファクターと考えるべきだと思います．カリエス，歯周疾患，歯肉退縮，歯根吸収，歯根の骨性癒着などと同様，起こっては困ることの一つになるということです．

古賀：矯正治療中に顎関節症症状が出た場合も，私は専門医の先生と連携をとるようにしています．やはり顎関節を専門の立場でモニターしていただけるのは，非常に治療にゆとりのような幅が出ると同時に，その時点で顎関節に関するディスカッションができることは，私たちにとって大いに治療上有利であると思います．ただ現場での対応として，コールドレーザー（LLLT）が対症療法ですが効果があり，よく使っています．

藤田：患者さんが顎関節症で関節の痛みを訴えた際には，その対処法の第一選択として運動療法を選択します．運動療法にて痛みの軽減を図り，その後，問題となる生活習慣の是正などを指導します．関節（雑）音に対しては経過観察を行うことが多いのですが，どうしても気になって仕方がないという方もいらっしゃいますので，そのような患者さんには，円板整位運動療法を行ったり，下顎前方整位型のスプリントを装着していただくことで，気にならない程度の音にならないか試みることになります．

　なお，慢性の顎関節の痛みを有している場合は，なるべく早く口腔外科にお願いをするようにしています．

高野：矯正を専門とする先生，特に矯正治療中に顎関節症症状が発現した経験をされた先生からは，患者さんの矯正治療前に顎関節のスクリーニングのような依頼がくることがあります．痛みや関節（雑）音など，ある程度の予兆がある方ならば視診や触診以外に画像検査を加えた診断も行うことはありますが，ほとんどの場合は，顎運動を確認するため開閉口を行ってもらう程度です．もちろん，顎関節については触診での圧痛の有無，咀嚼筋をはじめとした筋肉についても圧痛の確認はしますが，そういった程度です．ただ，矯正の専門医の先生のほうでX線画像検査を行って，顎関節に構造的な変化のある症例では，顎関節部を含めた精査は行うようにしています．

　もう一つは，矯正治療も終盤のほうで，智歯の抜歯を依頼される場合に，開口させる時間が長いと，一過性に顎関節症様の症状を訴える症例があります．頻度は100人に1人程度と多くはないのですが，起きた人にとっては100％ですから，抜歯の前に十分説明しておくようにしています．

藤田：矯正治療中に開口障害が生じ，運動療法を行った症例を呈示します（**症例1**）．上顎左側犬歯の萌出スペースが足りなく，生えないのではないかと心配して，来院された初診時年齢11歳の女子です．床矯正装置で歯列弓を側方拡大し，萌出スペースを作り，側切歯および犬歯が整直するよう誘導する治療を行いました．

　矯正治療開始から1年4カ月ほどしたところで，急に右耳の前あたりが痛くなり，口が開けられないという連絡を受けました．初診時に関節（雑）音を認めておりましたので，将来，このようなことが生じるかもしれないという説明はしてありました．すぐに

症例 1　矯正治療中に開口障害が生じ，運動療法を行った症例（藤田）

患者：11 歳，女性
主訴：|23 が生えてこない
現症：近心傾斜した|3 が|2 の歯根に接触し，|2 の歯根吸収が心配される状態（1-1～1-3）
経過：
　可撤式の装置を用いて，歯列弓の側方拡大（1-4，1-5）．

顎関節症症状と対応：
　初診時に右側に関節（雑）音．初診より 1 年 4 カ月後，夕食中，急に右側の顎が痛くなり，食事をしたくなくなった．無痛開口域 30 mm．症状発現時の顎関節症の臨床診断は，右側の非復位性顎関節円板障害（Ⅲb 型）．運動療法にて症状は軽減し，その後は症状の訴えなし

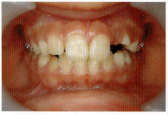
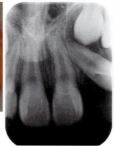
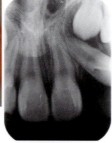

1-1～1-3　初診時

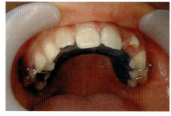
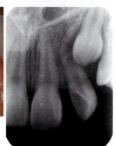

1-4，1-5　歯列弓の側方拡大中

来院していただき，診査をし，疼痛およびクローズドロックに対して，運動療法を行いました．具体的な方法としては，割り箸を患側の大臼歯で噛ませ，術者がオトガイを上方に押し上げ，下顎頭を後下方へ移動，伸展させます．そして，この施術を繰り返し行います．これにより，顎関節部の痛みは軽減し，開口量が増え，何とか食事ができる状態になりました．その後，顎関節症に関する訴えを聞くことはなく，矯正治療は終了しております．

田口：藤田先生のおっしゃるように，クローズドロック例では咬合には全く問題がない症例にも他因子により発症するケースも多く，矯正治療との因果関係は否定的だと考えられます．その場合，割り箸を患側第一大臼歯に噛ませ，オトガイを上方に牽引することが，患側の下顎頭を前下方へ牽引する力となり，いわゆる徒手的関節円板整復術（マニピュレーション）と同じ力が，患側顎関節部に加わる結果となり，正しい対応であったと考えます．

藤田：次に，矯正治療中，関節（雑）音が問題になった症例を呈示します（**症例 2**）．初診時に両側の関節（雑）音を有しており，主訴である叢生に対する矯正治療を開始した

症例 2　矯正治療中に関節（雑）音が問題になった症例（藤田）

患者：16歳，男性
主訴：叢生の改善
現症：叢生．閉口時，$\frac{6}{6}$が早期接触し，下顎がわずかに右側へ誘導（2-1〜2-3）．両側に関節（雑）音

経過：
W型の拡大装置で歯列弓を側方拡大．$\frac{4}{8|5}$を抜歯し，矯正治療開始（2-4，2-5）．13カ月後，両側の関節（雑）音が気になると訴える．症状発現時の顎関節症の臨床診断は，両側の復位性顎関節円板障害（Ⅲa型）．1カ月経過をみたが，症状に変化なし．

下顎前方整位型のスプリントを装着したところ（2-6，2-7）関節（雑）音は小さくなり，2カ月後に使用中止．その後，症状の訴えなし（2-8，2-9）．

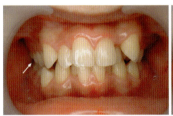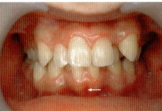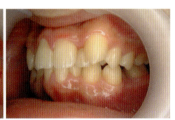

2-1〜2-3　初診時

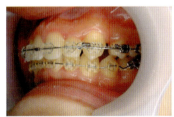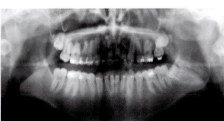

2-4，2-5　矯正治療開始

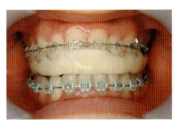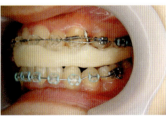

2-6，2-7　スプリント装着時

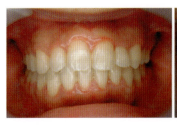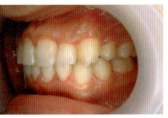

2-8，2-9　矯正治療開始2年後

症例 3　下顎頭の異常吸収がみられた症例（藤田）

患者：11歳，女性
主訴：叢生の改善
現症：叢生．両側顎関節の痛み（**3-1〜3-4**）

経過：
　6年間来院せず，17歳で再来院．開咬と両側下顎頭の顕著な吸収（**3-5〜3-10**）．

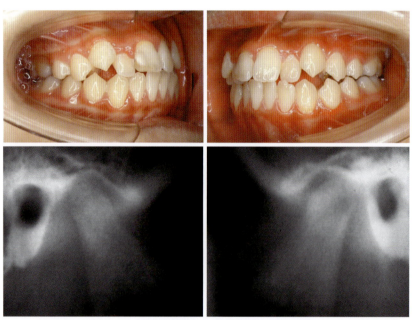

3-1〜3-4　初診時（11歳）

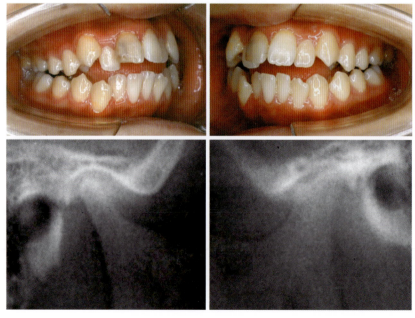

3-5〜3-8　6年後（17歳）

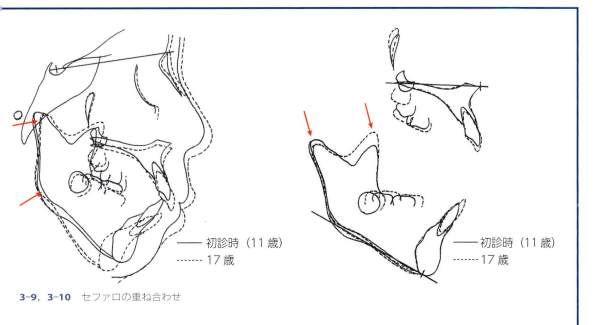

3-9, 3-10 セファロの重ね合わせ

症例です．治療開始から13カ月後，急に関節（雑）音が気になるとの訴えがありました．歯の移動を中断し，円板整位運動療法を行い，1カ月間経過をみました．しかし，どうしても関節（雑）音が気になって仕方がないとのことでしたので，マルチブラケット装置を装着した状態で，下顎前方整位型のスプリントを装着していただくことにしました．その結果，関節（雑）音は消失しないものの，気にならなくなったということで，矯正治療を再開しております．その後，患者さんから，関節（雑）音に関する訴えは，聞いておりません．

◆ 矯正治療時の下顎頭吸収

藤田：咬合を大きく壊す要因として下顎頭の異常吸収が挙げられますが，症例3 はその一例です．

　初診時年齢が11歳の女子で，顎関節症症状として，両側顎関節部の痛みを有しており，主訴は叢生の改善でした．検査後，約6年間，この子は来院せず，17歳で再来されたときに，口腔内を見ますと，開咬になっておりました．2つの時点での顎関節の断層X線写真を比べますと，17歳の時点で，両側ともに下顎頭の吸収が顕著に見られ，右側は下顎頭頚部の前後径も細くなっておりました（3-7, 3-8）．さらに，頭部X線規格写真の重ね合わせからは，関節突起，筋突起ともに，成長により長くなるはずなのですが，関節突起は短くなっていることがわかりました．そして，その結果，下顎頭が前方に，顎角が前上方に偏位する形で下顎骨が後下方に回転し，開咬になっていたことがわかりました（3-5, 3-6）．

症例 4　下顎のハイアングル傾向をもつ上顎前突症例（古賀）

患者：13歳，男性
主訴：上顎前突を治したい（4-1〜4-5）

経過：
　治療の進行に従い，上顎前突は改善されたが，両側，特に左側下顎頭の吸収が著しくなった（4-6〜4-12）．

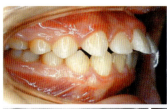
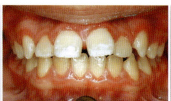
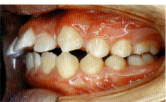
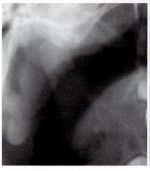
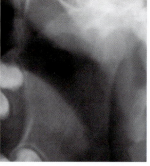

4-1〜4-5　初診時．下顎頭の形態は正常である

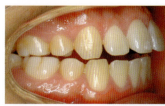
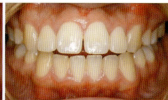
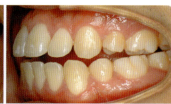
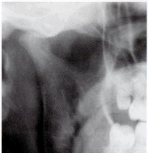
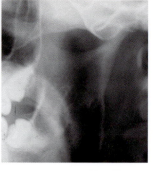

4-6〜4-10　治療終了時の下顎頭．DJD（変形性顎関節症）が進行し，特に左側下顎頭の吸収が著しい

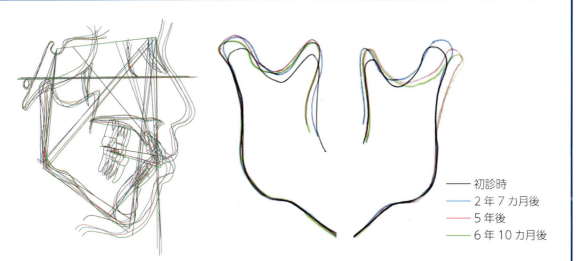

4-11, 4-12 セファロ，パノラマX線像の重ね合わせ．この重ね合わせから，本症例では，思春期後期（16歳頃）に至るまで正常な発育があり，その後にDJDを発症，進行したものと思われる

中沢：このように下顎頭が吸収された症例の男女比はどうですか．

藤田：ほとんどが女性ですね．

中沢：女性ホルモンの影響があるのではないでしょうか．

和気：たしかに，変形性顎関節症は中高年の頻度が高いですが，思春期の女性にもみつかりますので，指摘されればエストロゲンの影響はあるように思えます．ただ，ホルモンの影響が関節に出ているのであれば，顎関節以外にも影響がみられてもいいのですが，他の関節の話は聞かないですよね．われわれ歯科医は顎関節ばかりみているから，気づくということでしょうか．

中沢：そのような傾向があると思います．この症例は，来院されない期間の生活に何か変化があったのかなと感じます．男性もホルモンバランスの関係がありますが，まれなようです．

藤田：下顎頭が前方に偏位し，それに適応するように下顎窩も変化するというのは，関節突起の短小化を生じる症例にみられる特徴的な変化ですが，このような変化が起きるのには，理由があると考えています．下顎窩の内側には脳があります．下顎頭の形態が変化し，偏位したときに，下顎窩もそれに応じてリモデリングすることで，吹き抜け骨折のような状況が生じることを回避させるしくみが，脳を守るしくみとして，自然に備わっているのではないかと考えています．

田口：生体を守るための下顎頭の変形という藤田先生のご指摘はそのとおりだと思います．力学的に弱い下顎頭の骨折についても，折れるから脳が守られる一面があります．

古賀：**症例4**は下顎のハイアングル傾向（開咬傾向，長顔型，下顎角の大きな骨格系）をもつ上顎前突症例で，上下左右の第一小臼歯の抜歯により治療を開始したのですが，

症例 5　矯正治療中に変形性顎関節症が判明した症例（中沢）

患者：40歳，女性．医師
主訴：① 開口時，咀嚼時左側顎関節部疼痛，② 左側耳の自発痛
既往歴：高血圧症．歯列矯正（成人矯正）を行ったが，現在は終了
現病歴：初診2カ月前，開口時クリックがあったが放置．初診1カ月前くらいから左側顎関節部疼痛あり，その頃より開口障害が出現した．その後1カ月ほどしてから自発痛が出現したので，紹介されて来院した（5-1～5-5）．
現症：X線写真から右側下顎頭に変形がみられるが，左側では特に異常はみられない（5-6, 5-7）．左側顎関節部に激しい自発痛があり，圧痛は明らかでない
治療：① 顎関節部安静のためにスプリント装着，② NSAIDs投薬，③ セルフコントロールの指導
経過：
　CBCTの所見から，変形性顎関節症（DJD）による進行中の炎症があり，骨吸収も進行中であることが判明した（5-8, 5-9）．患者には下顎頭や関節結節の吸収があって咬合が変化することを覚悟していただいた．
　その後，スプリント上や咬頭嵌合位で咬合が変化し始めたため，スプリントではチェックのたびに右側が開咬状態でレジンを添加し，中心位に誘導したときに両側同時に接触するようにした．初診から6年後に咬合の変化はなくなり，7年後に咬合を作った（5-10～5-14）．9年後でも全体的な咬合は安定しており，機能障害はない．

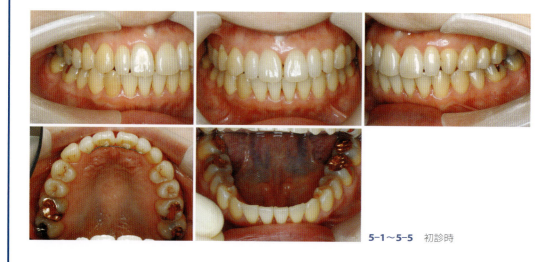

5-1～5-5　初診時

　治療の進行に従い前突は改善されていくものの，開咬傾向が見られるようになりました．パノラマX線写真を撮ると，特に左側下顎頭の吸収が進行していることがわかり，一時治療を中断し経過をみた後，終了したのですが写真に見られるとおり結果は開咬状態が残るものとなりました．

　この症例の治療前の下顎頭は正常な形態をしており，この下顎頭吸収の原因は不明です．ただ，治療中に起こったので，患者さんからすると矯正治療が原因だと思ったかもしれません．この患者さんには十分ご説明し，納得いただいてます．ただ不思議なことに，この患者さんには咀嚼に関して聞いても，全く不満がないのです．

田口：20年くらい前，日本顎関節学会にて変形性顎関節症（IV型）のX線所見での診断

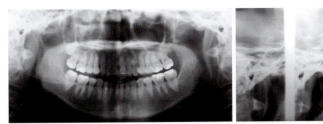
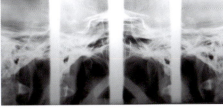

5-6, 5-7　初診時のパノラマX線写真および4分割法

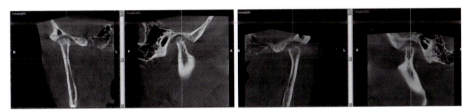

5-8, 5-9　CBCT所見

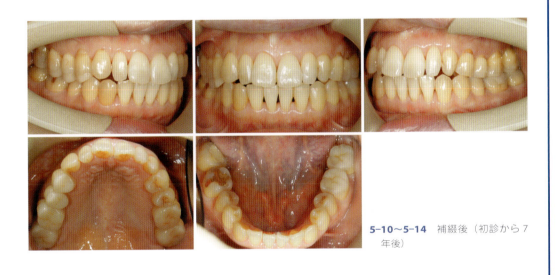

5-10〜5-14　補綴後（初診から7年後）

時に下顎頭の変形が問題となりました．その際，変形性顎関節症は何歳からとすべきか議論になったのを覚えています．結果，15歳以降は変形性顎関節症であり，それ以前はリモデリングという解釈でした．

中沢：メカニズムはほとんど同じですよね．骨の吸収と骨の添加のバランスが取れていればリモデリング，添加よりも吸収が大きいのが変形性顎関節症で，個体差がかなりあると思います．

田口：小児期に変形した場合，その変化に適応する場合もありますよね．

中沢：子どもの場合，下顎頭は細く小さくなり，落ち着くことも多いです．

藤田：そうですね．

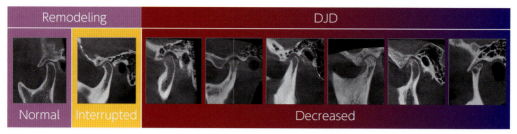

図2 Hatcherの図（Hatcher DC. Progressive condylar resorption：Pathologic processes and imaging considerations. Seminars in Orthodontics. 2013；19（2）：97-105）をもとに中沢歯科医院の症例で示したもの（中沢勝宏．変形性顎関節疾患について　2―治療編―．歯界展望．2014；124（6）：1144）

中沢：矯正治療と変形に関して，私の症例を供覧します（**症例5**）．矯正治療中に顎の痛みを訴えたということで来院されました．オープンバイトが進んでいるので，関節に負荷をかけないよう様子をみていたら落ち着きました．CTを撮影したところ，下顎頭が両側性に吸収・変形し，緻密骨で覆われています．矯正治療が原因となっているかどうかは不明なのですが，成人で関節の吸収が急激に始まるのは，何らかのトリガーがあったと考えるべきでしょう．患者さん自身も気づいていない外傷の場合も十分考えられます．

田口：顎関節にかぎらず，関節が吸収するには，外力などのトリガーがある場合とその人が本来もつ素因によって起こる場合がありますので，その鑑別ができるようになったらいいなと思います．また，関節が変形するということは，まずその表面を覆っている関節軟骨が変性崩壊し，その後に下層の骨組織が吸収もしくは破壊されていくことを理解する必要があると考えます．

古賀：**図2**はHatcherの図をもとに中沢先生が自らの症例で作成されたものですが，変形性関節症（DJD）の進行段階をCTでみた下顎頭の形で提示しています．状態によって定期的にCTが撮れれば理想的ですが，パノラマX線は必ず撮影しますので，この図を参考にして症状の進行度を確認するのも一法と思います．

中沢：私はできれば矯正治療時にCTをオーダーしたほうがいいのではないかと考えています．

◆ 矯正治療は顎関節症を起こすのか

田口：矯正治療中に顎関節症が発症した患者さんを紹介されることもあるのですが，その際に矯正医の先生から矯正が原因になっているかどうかを聞かれることがあります．実際には判別もできません．多因子疾患で正常咬合でも起こるのが顎関節症ですから，矯正治療は行っても行わなくても起こる可能性があるわけです．なかでも，Ⅲ級ゴム等下顎の後退位を強いる矯正力がかかると，その対応限界を超えた場合，発症すると考えます．矯正医の先生方は，どのようにお考えでしょうか．

古賀：一般的に矯正治療は顎関節症とは関係ないといわれております．しかしながら，

表1 矯正治療中に起こる可能性のある好ましくない咬合の変化の原因（古賀）

① 移動する歯の垂直方向への挺出傾向
② 外傷的なブラケットポジション
③ 不適切な歯の配列，メカニクス
④ 解剖学的にCR≠COであったが，機能（摂食，会話，審美的要求など）のため，神経筋機構が適応していた状態に対し，スプリント効果を発揮する操作，処置によってCR≠COが露呈する
⑤ 不調和な成長発育
⑥ 顎関節の構造変化（DJD，関節円板転位など）
⑦ 外科的処置による顎骨の位置づけ時の不調和
⑧ 上記の相乗作用

　私はあえてこの場では，ある条件下では矯正治療の結果起こる状況が，顎関節症を誘発する可能性があるのではないかという推論についてお話してみたいと思います．キーワードは中沢先生の指摘する「パラファンクションとしての嚙みしめ」と「下顎頭の持続的な圧迫」です．
　さきほどのClarkの分類のなかに，Iatrogenic Orthodontic txという用語が入っています（図1）．これは矯正治療がTMDに対して何らかの医原性の要素をもつことを意味します．表1はあくまでも推論ですが矯正治療において歯の移動中に起こりうる，好ましくない咬合の変化の原因を挙げてみました．①～③は外傷性咬合を誘発するような状況であると思いますが，パラファンクションによって下顎頭の圧迫が起こりえます．④の問題にはさまざまな意見がありますが，何らかのスプリント効果により咬合接触範囲が小さくなるので，そのぶん下顎頭に負荷がかかる可能性はあると思われます．⑤は主に下顎骨の不調和な成長発育という意味ですが，ときに顎変形症で下顎骨が過成長を起こすような際に咬合が調和しなくなる状況があるように思うことによります．⑥の顎関節の構造変化は今まで本座談会でも検討されておりますように，対応の困難な大きなテーマです．⑦は，たとえば下顎枝矢状分割法などの手術時の固定法が調和しなかった場合は，咬合時，歯を含む骨体に歪みが生じ，支点としての下顎頭には負荷がかかります．そして，これらが同時的，相乗的に起こる可能性があり，たまたまパラファンクションと結びつくと顎関節症を誘発する可能性が推論できます．
田口：先にも述べましたが，たしかに私も下顎頭の後上方への圧迫は良くないと思います．
古賀：私が矯正治療と顎関節症について述べましたのは，あくまでも推論的考察のみからの内容です．私としては，矯正治療中に不測の咬合変化が起こり，パラファンクションとリンクすると顎関節症を誘発する可能性があると考えています．
田口：矯正治療中，下顎頭の後上方に圧迫があれば，たしかに関節円板前方転位が起こ

症例 6　矯正治療後に発音障害を訴えた症例（中沢）

患者：23歳，女性．事務職
主訴：上下の歯があたって，舌に力が入って発音しにくい．下顎が右にずれるように力が入る．寝返り，発音時に右でポキポキ音がする
既往歴：特になし
現病歴：2度にわたる歯列矯正で発症した気がするとのこと
現症（6-1～6-8）：
　自発痛；頭痛，背部痛
　圧痛；両側側頭筋，右側咬筋，両側胸鎖乳突筋
　顎関節の動き：右側下顎頭の動きが悪い
　咬合：CO≠CR
　仮診断：矯正後の発生した噛みしめ癖と下顎位のずれによるストレス

経過：
　咬頭嵌合位で右側のジョイントスペースが異常に広く，下顎頭が下方に押し下げられていることが判明．ジョイントスペースが広いにもかかわらず，開口運動が円滑に行われない．よくみると右側下顎頭の吸収像があり，吸収の結果ジョイントスペースが広がった可能性も否定できない．吸収を起こすような外傷の結果，下顎頭は周囲組織と癒着していて開口運動障害を生じている．治療によって両側のジョイントスペースが均一になると，右側下顎頭の吸収で下顎が右側に回転し，正中線が右にずれたことが判明．

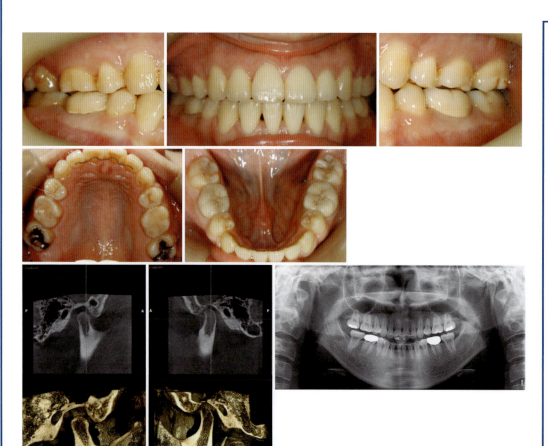

6-1～6-8　初診時

詳細な病状解説，セルフコントロールの指導，スプリント療法を行い，何よりも大切な，患者に寄り添う態度と支えを診療室全体で行ったところ，主訴である頭痛と肩，背中の痛みは完全に消失した．また，発音障害は症状の原因が解明してリラックスできたことで解消している．

術後 2 回ほどの微調整で，主訴の発音障害や違和感などはなく，全く安定している（**6-9～6-11**）．紹介医にいったん戻し，紹介医とともに経過を見ていくことになった．患者にとって人生の重要な時点で救うことができたのは，幸いであった．

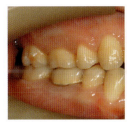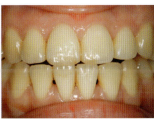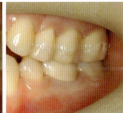

6-9～6-11 補綴後

ることはメカニズムとして考えられます．しかしながら，顎関節症の発症とまでは疑問なので，患者さんには矯正治療が直接的な引き金になっているとは考えられないと言っています．

中沢：症例 6 は前医で矯正治療をされたところ，発音障害が起こったとして来院されました．統合失調症の既往があります．CT を撮影したところ，咬合のズレがみられました．そこでスプリント治療を行い，同時にメンタルのケアもしたところ，今は落ち着いています．この場合，矯正治療によって起こったトラブルなのかは判断が難しいですよね．患者さん自身ナーバスな性格なわけですし，パラファンクションの問題も要因として考えられます．

藤田：顎関節症の既往のある患者さんの矯正治療を行うときに，配慮すべきことについてまとめたものが表 2 です．

　ポイントは，患者さんが口を開けている治療時間をできるだけ短くし，下顎に過大な力を加えないようにするということです．比較的弱い力であっても，下顎に持続的な力を加えることになる顎間ゴムは，顎関節症の既往のある患者さんには使用したくないところなのですが，それを使わないと治せないときには，症状が再発しないか様子をみながら使用しています．下顎に加わる力の大きさが両側同じで，方向も同じ場合に比べて，両側にかかる力の大きさ，方向が異なる場合は，症状の出ることが多いので，特に注意が必要だと思います．顎関節や咀嚼筋に痛みが生じたときには，すぐにその使用を中止することが大切で，そうすればほとんどの場合，症状は自然に消退すると思います．その後，必要があれば顎間ゴムの使用を再開するという対応をしていくことになります．

　また，何らかの顎関節症症状が出たときには，その前に行った処置を振り返って，それが原因になっていないかを確認することも大切だと思います．

　スプリントについては，装着をすることで咬合干渉を取ることができますので，矯正

表2 矯正治療中に配慮すること（藤田）

- ボンディング，主線の結紮，バンディング，抜歯などを行う際に，開口させている時間を可及的に短くする
- バンディング，抜歯などを行う際に，顎関節部に過大な力を加えないよう配慮する
- 顎間ゴム（特に交叉ゴム），チンキャップ，上顎前方牽引装置の使用は極力避けたいが，その使用が必要な際には症状の再発，増悪化に十分に注意しながら使用させる．顎間ゴムやチンキャップ，上顎前方牽引装置を使用させていて，症状が発現してしまった際には，これらの使用を即座に中止させ，顎関節部の安静をはかり，症状の消退を待つ
- 反対咬合の被蓋改善時，あるいは上顎前歯の舌側移動時には，特に下顎の後方偏位が生じていないかを確認する．下顎を強制的に後方偏位させるような状況が生じた場合には，症状が発現する危険性がある．また，歯列の側方拡大時に顎関節症症状が発現することがある．これらのような状況が生じた場合には，咬合挙上床等を用い，一時的にその状態を解除する処置が有用となる

治療中に顎関節症症状が出たときには，有用なツールになると思います．

田口：多方面から矯正治療と顎関節症の関係を検討いただきました．私は矯正治療と顎関節症の関係について，その通り関係していると感じる症例と，矯正治療とは関係ない症例の両方があるように思います．また，藤田先生のおっしゃるように「10人の患者さんに対して9人大丈夫なら問題ない」というものではないことは同感です．このことは，患者さん自身の適応能力の差が関係しており，きわめて難しい問題です．10人中1人でも起こる危険があるものに対しては，それが起きないようにする対処方法を常に準備し，対応する必要があると考えます．その方法として，顎のストレッチ運動などが効果的であり，それら方法を検証していく必要があると思います．

◆ 第二大臼歯の重要性

藤田：顎関節症の既往のある不正咬合の患者さんを治療するとき，私は第二大臼歯を移動する時期についても悩みます．症状が生じていないので，そのときの咬合は，顎関節にとって安定した状況をつくりだしている可能性が高いと考えられます．したがって，顎関節に近い第二大臼歯，できれば第一大臼歯も含めて，咬合の支持として用い，前方の歯の排列をある程度終えたところで，第二大臼歯を動かすのが安全であると考え，治療をすることが多いです．

中沢：顎関節の状態が安定した状態で矯正治療を行いたいということですよね．

藤田：はい，その通りです．

古賀：もちろん第二大臼歯は下顎頭に近いですし，誤った対応をすると顎関節に対して危険ということはあります．ただ，咬合再構成は第二大臼歯を含めて行うわけですから，

私自身は第二大臼歯を治療の初期から管理します．
藤田：このあたりは矯正医によって考え方が異なると思います．
古賀：顎関節症症状をもつ患者さんの矯正治療において，第二大臼歯を十分注意して扱うという点は賛成です．動的治療中の第二大臼歯の管理というスタンスが重要と思います．
中沢：どちらも下顎頭の位置を安定させるという考えですよね．
田口：以前，名古屋大学医学部在職中に，「若年発症顎関節症の臨床研究」と題し，20歳未満の顎関節症の患者さんの発症要因等の検討を行いました．そのなかで顎関節症群は，Angle Ⅱ級の症例の割合が有意に高く，また第二大臼歯の萌出完了期に関節（雑）音が発症するケースが多いことが判明しました．また，セファロ分析により顎関節症群はGoA（Gonial Angle）が開大し，Co-Go（下顎枝高）が有意に短い結果でした．さらに，第二大臼歯の萌出完了期に下顎では歯軸の近心傾斜，上顎では遠心傾斜をきたしていることがわかりました．つまり，第二大臼歯の萌出完了時に，下顎第二大臼歯歯軸の近心傾斜によって下顎が奥へ押される咬頭接触となる可能性が高く，円板転位が起こりやすいのではないかと考えたのです．GoA，Co-Go，上下顎第二大臼歯歯軸に問題がないと下顎が前方傾斜したり，上顎が遠心傾斜したりしないので，関節（雑）音が発症しにくいのではないかということです（図3）．もちろん，TCHを含めた，うつぶせ寝，偏咀嚼，頬杖などのパラファンクションも大きな要因であることは周知の事実ですが，第二大臼歯の要因も重要だと感じております．

◆ MTMなら大丈夫か

中沢：限局矯正（MTM）は顎関節症を起こす可能性はあるのでしょうか．
古賀：歯を動かすということで，そのようなファクターがあるとは言えますよね．顎関節症の要因はさまざまですので，それ以上に言い切るのは難しいです．
髙野：矯正医が行うMTMは，一部分だけではなく全体をみて矯正治療をしていると思うのです．しかしながら，一般開業医が少数歯で矯正治療を行おうとすると，強引さから顎関節に負荷が強くかかる可能性があると思います．MTMしかできない，ということで矯正治療を行うと，結果的に下顎頭を圧迫するような咬合になり，顎関節症症状を起こしやすいのかもしれませんね．
中沢：なるほど．MTMだからこそ危険な面もあるということでしょうか．
古賀：髙野先生のご指摘の通り，MTM治療にあっても歯列全体を矯正するつもりで，たまたまその症例はMTMになったというスタンスのほうがいいでしょう．

◆ トラブルにならないために

和気：症例7は，以前に私が診ていた方で，他院で矯正治療を行った患者さんです．再

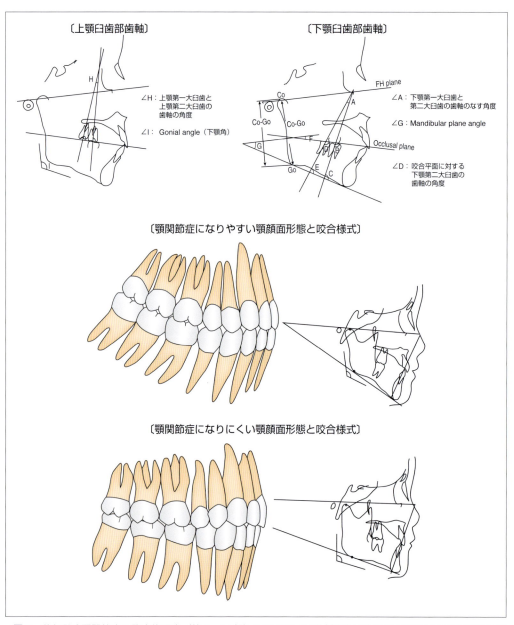

図3 若年発症顎関節症の臨床的研究（第1〜13報）でのセファロ分析を行った結果の総括より推測される顎関節症になりやすい（または，なりにくい）顎顔面形態と咬合様式模式図（田口）
20歳未満の顎関節症群（T群）と顎関節に異常のない群（N群）との比較．多くの項目に有意差を認めた．Co-Go（下顎枝高）：T群が有意に短い．∠I,∠G,∠A,∠D,∠H：T群が有意に大きい

　受診されたときの主訴は，「咬合違和感と不眠，憂うつ感」で，心療内科にも通院されていました．また，歯がぐらぐらするのが心配で，歯周病の専門医にもかかっていました．矯正治療を開始した時点で，顎関節症症状もあったとのことです．患者さんは矯正治療を受ければ，そのときのさまざまな症状が改善すると考えておられました．経過からは矯正治療が適応ではなかったと考えられます．

症例 7　神経症傾向などから矯正治療が適応ではなかったと考えられる症例（和気）

患者：50 歳代，女性（主婦）．
概要：30 歳代から当院（みどり小児歯科）に齲蝕治療等で通院していた患者から，約 5 年前，「矯正治療で前歯を引っ込めたい」と相談を受けた．面接を行うと，矯正治療の目的は「顎の重い感じや違和感および肩こり，頭痛，目のかすみ等」の改善であった．しかし，これらの症状は矯正では改善が難しいと判断され，さらに咬合状態と身体症状の関係づけの修正を試みたが，困難であったことから，医科での診察を勧めた．なお，長年歯科治療を行ってきたなかで，不安になりやすい性格（神経症傾向）が見られた（7-1）．

経過：
しばらく当院の通院を中断．患者は，数軒の歯科で矯正治療の相談をした後，3 年前，矯正専門医の開業医で治療を開始した．治療は，上顎前突に対して小臼歯 4 本を抜歯してマルチブラケット法により行われた．動的治療期間は約 2 年で，その間は，大きな問題はなかった．しかし，ブラケットを外して保定に入ると，「咬合違和感，歯の動揺，肩こり，頭痛等の症状，後戻りへの強い不安」等の症状が悪化した．患者は，動的治療期間中も上記の症状はあったが，治療が終われば改善するかと思い，我慢していたとのことである．

矯正医に訴えても埒が明かず，そうしているうちに，不眠と抑うつ状態で日常生活ができなくなり，家族の勧めで精神科を受診し，抗うつ薬・抗不安薬・睡眠薬等による治療を開始した（7-2）．また，別の心療内科を受診し，線維筋痛症と診断されて抗痙攣薬，抗うつ薬による治療を受けているが，改善していない．

現在は，矯正医（リテーナーの調整と経過観察），歯周病専門医（歯の動揺と咬合状態の診察），心療内科，鍼治療を受けている．筆者は，患者から連絡を受けたときに，大学病院で年に 1 回程度相談に乗っている（メンタルサポート，7-3）．

7-1　本症例の SOAP による考察

本症例の担当医の見方（青字）と心身医学的な見方（黒字）を比較すると，
S（自覚症状・主訴）：上の前歯が出ている
　⇒真の主訴：身体の不調の改善
O（他覚所見）：アングル II 級 I 類（上顎前突）
　⇒全般的な所見：元気がなく体調が悪そう．神経症傾向
A（評価・診断）：矯正治療が適応
　⇒総合評価：矯正治療は適応でない
P（治療方針）：抜歯，マルチブラケット法による咬合改善
　⇒歯科では経過観察，医科（内科，精神科等）へ依頼

7-2　不定愁訴が疑われるさまざまな身体症状の見方

医科では：身体疾患（甲状腺疾患，自己免疫疾患等），自律神経失調症，更年期障害，線維筋痛症，身体表現性障害，神経症，うつ病，統合失調症等（下線：いわゆる心身症）
歯科では：歯科心身症…舌痛症，顎関節症，口臭恐怖症，特発性歯痛，味覚異常，口腔乾燥症，咬合違和感（咬合感覚異常症，Phantom bite syndrome）等
すなわち身体症状は，以下のさまざまな疾患で現れる
　検査で異常が見つかる身体疾患⇔心身症⇔精神疾患

7-3　矯正患者をみるときの心身医学的な観点からの注意点

- 主訴…「真の主訴」が別にあるかを尋ねる
- 病歴…症状の続いている期間が長い，複数の医療機関を受診している場合は，身体的な要因以外の問題がある可能性を考える
- 既往歴…いわゆる心身症（自律神経失調症，更年期障害，過敏性腸症候群，顎関節症，舌痛症，咬合感覚異常症等）や睡眠薬・抗不安薬の服薬歴に注意する
- 面接から患者の背景を知る…「日常生活は普通にできていますか？」「人間関係でのストレスはありませんか？」「よく眠れていますか？」等を尋ねて，全般的な評価をする
  ＊セファロや模型分析では分からない重要な患者情報は，医療面接から得られる

中沢：興味深い症例ですね．矯正を専門とする先生方が気をつけたいのは，このあたりでしょうか．

藤田：はい，和気先生が呈示されたような患者さんが初回来院されたときには，矯正治療をお勧めしないと思います．患者さんが矯正治療を受けたいと来院されているのに，それを思い留まらせるのですから，説明にかなりの時間を割くことになります．

　矯正治療は，歯科医が望ましいと設定した個性正常咬合を治療のゴールとすることが多いのではないかと思います．当然のことなのですが，そのゴールに到達させることで，患者さんの満足が本当に得られるか否かを事前に確認しておくことが大切だと思います．言い換えれば，不正咬合という形態の改善というものが，主訴に含まれているということを十分に確認しておくことが大切だと思います．主訴がそこにない患者さんに対して矯正治療を行うことがあれば，担当医にとっても患者さんにとっても不幸なことになります．

和気：多愁訴でそれが不定愁訴と考えられる場合や，咬合違和感が主訴の方は注意が必要です．先ほどの症例7は矯正治療を行いたいということで来院され，たしかに軽度の上顎前突はあったのですが，よく聞くと咬合違和感，肩こり・目のかすみを治したいというのが一番の理由だったのです．この患者さんは，思い込みやこだわりも強く，そうした認知のゆがみの修正を行いましたが困難でしたので，治療は行わず医科での診察を勧めました．その後，内科，神経内科，脳外科など検査を受けて，異常はなかったようです．症状の原因が何かはわかりませんが，抑うつ神経症などが疑われましたので，このような患者さんには矯正治療を行わないほうがいいでしょう．

髙野：私は，患者さんから顎関節症症状や不定愁訴などを治すために矯正治療をやったほうがいいですかと聞かれても，そのためにはやらなくてもいいでしょうと言います．

田口：私も先生方と同意見です．冒頭にも述べましたように，顎関節症治療のファーストチョイスとして，矯正治療を行わないことが重要です．

古賀：このあたりはバックグラウンドが複雑ですので，整理したディスカッションが必要と思います．特に患者さんの訴えに精神科的な問題が推察される場合は，私たち歯科医は慎重な対応が必要と思います．ただ，矯正歯科のテリトリーは形態的な審美性，正常性の獲得，そして機能の回復などであろうと思います．この機会に，座談会のテーマから少しそれるかもしれませんが，現在のわれわれの目標についてコメントしておきたいのです．患者さんの主訴が重要であることは論をまたないと思います．また，今回の主題が矯正治療と顎関節症であるので，審美性は別の課題であると思います．しかしながら，最近の私たちのスタンスでは，人種や文化的な背景で多様性があるものの，なるべく機能的な課題（咬合，咀嚼，会話，呼吸など）と審美的な課題は，両者を満足させるようにしていこう，といったものになっております．身体醜形障害（DSM-IV）等には十分注意を払うわけですが，一方で合理的な矯正治療と患者さんの受診能力によって獲得された審美性は患者さんに生きる力を与える，という点はいつも考えています．

◆ 矯正治療で顎関節症を治せるのか

中沢：矯正治療は顎関節症の原因になりますか．

古賀：リスクファクターとなる可能性はあると思います．つまり，表1で示した条件が揃った場合には，リスクファクターとなると思われます．

中沢：それでは，矯正治療で顎関節症を治せるのでしょうか．

藤田：矯正治療を行ったことで，幸運にも，その顎関節症症状が軽減，あるいは消退したということはあるでしょうが，因果関係を科学的に証明することは難しいと思います．

和気：私も顎関節症予防のために咬合を直すということには，疑問をもっています．

古賀：大局的にはそうだと思います．もちろん，矯正治療で顎関節症を治せると言ってしまうのは問題だと思いますが，矯正治療を行うことで顎関節症が良い方向に向かう環境をつくることはできると思います．

田口：そうですね．顎関節症にとって適応しやすい環境ができるということはあるでしょう．関節（雑）音を有し，萌出スペース不足の症例に対し，上顎の拡大床を装着して3カ月経過した時点で，関節（雑）音が消失したケースを2, 3例経験しています．これは結果として，下顎の運動域にゆとりが生じ，適応変化をきたしたものと考えられます．

藤田：私は，咬合異常と不正咬合を分けて考えたほうが良いのではないかと考えています．症状の原因となっている咬合異常の部位を，難しいのですがみつけることができれば，補綴あるいは矯正治療で治すということはできるかもしれません．しかしながら，叢生や上顎前突といった不正咬合を治すための矯正治療を行い，きれいな咬合を作りあげれば，顎関節症になりにくい，ならないとは言えないのではないかと思います．

和気：インフォームド・コンセントが必要ということですよね．患者さんの要望に対して，「これなら治せる，これはわからない，これは治せない」ということを示す必要があるでしょう．患者さんの期待と歯科医ができることに差がないよう，きちんとコミュニケーションを取るべきです．

藤田：付け加えさせていただきますと，患者さんにできるだけ満足していただくためには，期待値を下げておくことが必要なのではないでしょうか．歯科医自らが，患者さんの期待値を上げてしまうというのは，トラブルにつながりかねません．

田口：藤田先生が不正咬合と咬合異常を分けて考えるべきと指摘されましたが，私もその通りと考えます．いずれにせよ，顎関節症は多因子疾患であり，これらの異常に何らかの要因が加わり，患者さん自身の適応限界を超えたときに発症すると考えることが重要であると思います．

藤田：そうですね．NIHがリストアップしたような，骨格性の開咬，6 mm以上のオーバージェット，4 mm以上の後方歯牙接触位，咬頭嵌合位スライド，片側性交叉咬合，5本以上の臼歯欠損などがあるときは気をつけなければならないと思います．しかし，骨

格性の開咬やオーバージェット 6 mm 以上の上顎前突の患者さんだからといって，顎関節症症状が必ず出るわけではなく，またそのような方に症状がある場合でも症状を消退させられる可能性は高いと思いますので，先に述べたように，不正咬合に咬合異常が合併していることがあると考えてもよいのではないかと思っております．

中沢：おそらく関係は深いだろうけれども，原因とまではいえないということですね．咬合異常や不正咬合と顎関節症はイコールではなく，患者さん個人のさまざまなファクターが関わっています．機能障害，審美障害がある場合には矯正治療を勧めますが，予防のための矯正治療は勧めないということではないでしょうか．

　矯正医は患者さんの歯列だけではなく全身状態を含め，きちんとした診断のうえで治療を行うべきであるし，顎関節症専門医は正しい情報を患者さんや矯正医の先生方に提供したうえで治療を行うことが大切ですね．

田口：矯正治療中に顎関節症が起きたら，ひとまずは運動療法のような可逆的な方法で症状の改善をはかり，症状が落ち着けば矯正治療を再開して患者さんの期待にこたえていくよう努力していくことが重要だと思います．ありがとうございました．

Chapter 6

スプリントとセルフケア指導
―歯科口腔リハビリテーション料2をめぐって―

和気裕之

髙野直久

島田　淳

羽毛田　匡

澁谷智明

中沢勝宏

田口　望

◆ 歯リハ2の目的と現状

田口：現在の医療保険制度で顎関節症治療を行う際に点数として認められているものとして，パノラマX線撮影，CT（変形性顎関節症患者），歯管，スプリント治療，マイオモニター等があり，2014年4月より歯科口腔リハビリテーション料2（歯リハ2）が設定されました．私の顎関節症治療では保険診療が多いですから，歯リハ2の請求頻度はかなり高いです．しかしながら，歯リハ2の算定には制約があり，患者さんがスプリントを装着していて，それに対する運動療法などのリハビリテーションを行った場合，月に1回請求できるというものです．まだ必ずしも広まっているとはいえない状況で，算定をしていない先生も多いと聞きますが，いかがでしょうか．

髙野：徐々に広まってきてはいるようです．スプリントを入れるだけではなく，指導に点がついたことで，わずかとはいえ評価されたところに意味があります．以前には自院で製作したスプリントの場合しか点数は算定できませんでしたが，2016年の改定で他院製作のスプリントの場合も算定できるようになりました．図1に東京都における調査結果を報告しますが，徐々にとはいえ右肩上がりに増えており，定着していっていると思います．

中沢：どういう経緯でこの「歯リハ2」を普及させようとしたか，そのあたりの解説をいただけますか．

髙野：日本顎関節学会から運動療法を医療保険に導入する要望を出して，それに対して厚生労働省側からリハビリテーションに対する評価について提案があったと聞いています．一方で施設基準を設け（図2），一定期間の臨床経験やMRI撮影機器の設置もしくは設置している病院との連携という条件をつけています．すべての患者さんにMRIを撮影する必要はないのですが，撮影可能な状態にあることが大切なわけです．また，MRI撮影をする際には必ずその病院に送らなければならないというしばりがあるわけでもなく，別の病院に送ることがあってもかまいません．

島田：連携する病院ですが，画像撮影専門の施設は対象ではないということですよね．

髙野：はい．急ぎの場合などに撮影を依頼するのは画像専門の施設でいいのですが，連携の届出を行う施設としては医療機関である必要があります．

中沢：施設基準を満たした施設で顎関節症という診断がなされ，スプリントを装着した患者さんに算定するということですよね．

髙野：はい．スプリントも床副子の「困難なもの」のみを対象としており，アクチバトール式咬合床，すなわち歯ぎしり咬合床は適応外になります．

澁谷：MRIを撮った患者さんでないと歯リハ2の対象にならない，もしくは「困難なもの」というのは通常のスプリントとは違うものであるといった誤解が，まだあります．

髙野：そのあたりは決して厳しい制限があるわけではないので，きちんと把握しておきたいところです．

a

診療行為　名称	点数	総点数	総件数	行為別頻度	百分率	影響率
スプリント（床副子）	1,530 点	140,760 点	92 件	0.15	0.190%	0.0001%
床副子調整（咬合挙上副子）	220 点	52,580 点	239 件	0.39	0.071%	0.0003%
歯ぎしり咬合床（アクチバトール）	2,150 点	58,050 点	27 件	0.04	0.078%	0.0000%
歯ぎしり咬合床（アクチバトール以外）	1,650 点	343,200 点	208 件	0.34	0.464%	0.0003%
マイオモニターによる治療	85 点	0 点	0 件	0.00	0.000%	0.0000%
歯科口腔リハビリテーション料 2	50 点	1,500 点	30 件	0.05	0.002%	0.0000%
比較参照　診療行為						
ヘミセクション（分割抜歯）	470 点	40,420 点	86 件	0.14	0.055%	0.0001%
歯根嚢胞摘出手術（歯冠大）	800 点	44,800 点	56 件	0.09	0.061%	0.0001%
歯科訪問診療料（特別対応加算）	175 点	10,675 点	61 件	0.10	0.014%	0.0001%

★行為別頻度 0.15 とは 100 人で 0.15 件あるかという頻度

b

診療行為　名称	点数	総点数	総件数	行為別頻度	百分率	影響率
スプリント（床副子）	1,530 点	226,440 点	148 件	0.20	0.254%	0.0002%
床副子調整（咬合挙上副子）	220 点	80,080 点	364 件	0.50	0.090%	0.0004%
歯ぎしり咬合床（アクチバトール）	2,150 点	73,100 点	34 件	0.05	0.082%	0.0000%
歯ぎしり咬合床（アクチバトール以外）	1,650 点	483,450 点	293 件	0.40	0.543%	0.0003%
マイオモニターによる治療	85 点	0 点	0 件	0.00	0.000%	0.0000%
歯科口腔リハビリテーション料 2	50 点	4,000 点	80 件	0.11	0.004%	0.0001%
比較参照　診療行為						
ヘミセクション（分割抜歯）	470 点	53,110 点	113 件	0.15	0.060%	0.0001%
歯根嚢胞摘出手術（歯冠大）	800 点	72,000 点	90 件	0.12	0.081%	0.0001%
デジタル全顎 10 枚法（電子画像管）	512 点	72,192 点	141 件	0.19	0.081%	0.0002%

★行為別頻度 0.20 とは 100 人で 0.20 件あるかという頻度

c

診療行為　名称	点数	総点数	総件数	行為別頻度	百分率	影響率
スプリント（床副子）	1,530 点	213,200 点	140 件	0.25	0.309%	0.0002%
床副子調整（咬合挙上副子）	220 点	69,740 点	317 件	0.57	0.101%	0.0005%
歯ぎしり咬合床（アクチバトール）	2,150 点	47,300 点	22 件	0.04	0.068%	0.0000%
歯ぎしり咬合床（アクチバトール以外）	1,650 点	389,400 点	236 件	0.42	0.562%	0.0003%
マイオモニターによる治療	85 点	85 点	1 件	0.00	0.000%	0.0000%
歯科口腔リハビリテーション料 2	50 点	4,400 点	88 件	0.16	0.006%	0.0001%
比較参照　診療行為						
ヘミセクション（分割抜歯）	470 点	44,650 点	95 件	0.17	0.064%	0.0001%
歯科診療特別対応加算	175 点	21,875 点	125 件	0.22	0.032%	0.0002%
在宅歯科医療推進加算	100 点	13,400 点	134 件	0.24	0.019%	0.0002%

★行為別頻度 0.25 とは 100 人で 0.25 件あるかという頻度

図 1　東京都歯科医師会調査結果（抜粋）
a：平成 26 年度（平成 26 年 6 月請求分）
b：平成 27 年度（平成 27 年 6 月請求分）
c：平成 28 年度（平成 28 年 6 月請求分）

(1) 歯科又は歯科口腔外科を標榜し，当該診療科に係る 5 年以上の経験及び当該療養に係る 3 年以上の経験を有する歯科医師が 1 名以上配置されていること．
(2) 顎関節症の診断に用いる磁気共鳴コンピュータ断層撮影（MRI 撮影）機器を設置していること．なお，当該医療機器を設置していない保険医療機関は，当該医療機器を設置している病院と連携が図られていること．

図 2　歯リハ 2 の施設基準

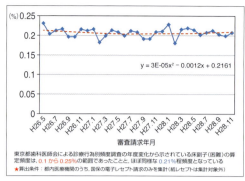

図3 レセプト請求における床副子（困難）算定率

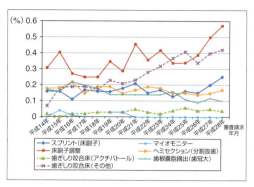

図4 診療行為別頻度調査の年度変化

島田：もともとはリハビリテーションのみでも算定できるようにという要望であったものの，それでは歯科でなくともよいことになるのでスプリントと絡んだ形での導入となったようです．ただ，将来的にはスプリントなしでリハビリテーションのみで算定できるようになる可能性もあるそうです．2016年の改定でも，新たに顎関節洗浄療法が保険導入されましたし，そのような意味でも，顎関節症治療は注目されている傾向にありますよね．

髙野：はい，そう考えてよいのではないでしょうか．

中沢：それでは，スプリントの使われ方というものについて，もう少し解説をいただけますでしょうか．

髙野：月1回の算定がずっと続いていても問題はないのですが，あまり経験のない先生が1年以上算定し続けると，何らかの意見も出ると聞いたことがあります．とはいえ，スプリントを装着するだけではなく，きちんとフォローするという姿勢が大切ですので，GPの先生方がうまく活用し，スプリントの再製作も含めた判断など，適正な治療を進めていくことが重要かと思います．

田口：また，2016年の4月の改定で，自院以外で製作されたスプリント装着患者に対するリハビリテーションにも算定可能となったことは大きいです．

髙野：スプリント治療が行われていても，残念なことに歯リハ2と床副子（困難）を合わせてレセプト請求する医療機関はまだ少ないようです．東京都国保連合会のデータからの分析によると，レセプト請求における床副子（困難）を算定する頻度として，床副子（困難）算定レセプト請求件数を電算処理システムにて請求されたレセプト請求件数総和で除した百分率の経過状況は（図3）となりますが，算定頻度は0.2％ほどです．

中沢：今はまだ種がまかれた段階で，これから育てていこうという段階なのですね．スプリント装着には顎関節症という診断名が必要ですので，スプリントが増える背景には顎関節症も増えていると考えてよいのでしょうか．

髙野：診断名をもとにしたデータではないので確実とは言えませんが，顎関節症と診断した患者さんに関して保険点数を請求する場合，理学療法としてはあまり使われていな

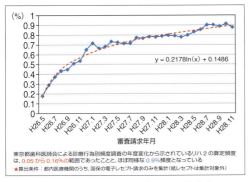
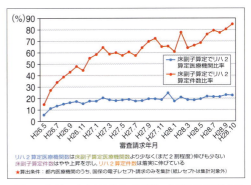

図5 レセプト請求における歯リハ2算定率

図6 歯リハ2と床副子（困難）を算定する割合の推移

いマイオモニターしか点数を算定できません．したがって，保険請求からみた顎関節症の診断とスプリント治療の関係は相関関係があると言ってよいのではないでしょうか（図4）．

島田：歯科疾患管理料の算定もできますので，顎関節症症状を訴えた患者さんと話だけをするという場合も考えられますよね．

髙野：その可能性はあります．それと，先ほどと同じく東京都国保連合会のデータから見ますと，レセプト請求における歯リハ2を算定する頻度として，歯リハ2レセプト請求件数を電算処理システムにて請求されたレセプト請求件数総和で除した百分率の経過状況によると，算定頻度は約2年ほどは上昇傾向を示していましたが，それ以降は横ばいとなり0.8％ほどです（図5）．最近行った3年間の東京都歯科医師会診療請求サンプル調査結果から得られた0.05〜0.16％の範囲にほぼ近い数字であります．上昇してきた勢いが，2年もすると収まっているように感じられ，歯リハ2を算定する医療機関は限られていると考えられます．顎関節症を治療をする医療機関が限られているのか，あるいは顎関節症を治療していても歯リハ2の届けを行うことを知らないか，さらには面倒だと思っているとしたら，実に残念な話ですね．

島田：歯ぎしりは多くの先生が注意して診ていますので，咬耗している患者さんには咬合床を装着しなければならないと考える先生も多くいらっしゃいます．

髙野：はい．ただ，そのような患者さんを精査すると，顎関節症予備軍と言える症状の場合もあります．もしかするとアクチバトール式咬合床で症状を緩和できたり，その状態で関節のほうが適応して顎関節症を発症せずにすんだりすることもあるのではないでしょうか．面白いことに，歯リハ2の届出を行った医療機関の増加は緩やかですが，届けを行った医療機関からのスプリント（困難）を算定するのは増えていました．図6がそれでして，歯リハ2と床副子（困難）を算定する割合の推移を2014年5月審査請求分から2016年10月審査請求分まで見てみると，歯リハ2を算定する医療機関は床副子（困難）を算定する医療機関よりも少なく全体の20％ほどであり，ここから大多数の医療機関では，床副子（困難）を算定しても，歯リハ2は算定していない状況にあり，おそら

く歯リハ2にかかわる施設基準の届出を何らかの理由により行っていないと思われます．さらに見えてきたことは，床副子（困難）算定件数では右肩上がりで上昇し，床副子（困難）算定において歯リハ2を算定する件数が伸びていました．施設基準を届け出た医療機関においては，従来よりも床副子（困難）を算定する機会が増えてきていると考えられます．歯リハ2を算定する医療機関は少なく20％ほどなのに，床副子（困難）を算定する件数のうちの70％が施設基準届出の医療機関からの請求として示されています．

◆ スプリント治療の問題点

中沢：これまでお話をしてきましたように，顎関節症の患者さんにスプリント療法を行い，運動療法などの歯リハ2を行うのがよいというのが基本的な考え方だと思います．しかしながら，スプリントを装着することが必ずしも治療となるとはかぎらない面もあります．

島田：はい．**症例1**は3年以上前から顎が痛いということで来院された患者さんなのですが，そもそものきっかけはスプリントの装着でした．定期的に通っていた歯科医院で，担当医から勧められて咬耗に対してスプリントを装着したところ関節（雑）音が出現し，顎が痛くなりました．装着していたスプリントはソフトスプリントでしたが，嚙みしめの自覚もある患者さんで，痛みは特に起床時がつらいということでした．

田口：それは，ソフトスプリントに原因の一つがあったのでしょうか．

島田：ソフトスプリントによって嚙みしめを強めてしまったということも，原因の一つだと思います．担当医に聞いてみても，なぜ痛くなったのかわからないと言われたとのことです．担当した歯科医にはスプリントが症状につながっているという理解がなく，スプリントが保護になっていなかったことになります．

田口：私はソフトスプリントはスポーツのマウスガード以外に使用すべきではないと考えています．顎関節症でドクターショッピングをされて，多くのスプリントを持参する患者さんもいらっしゃいますが，そのなかには必ずソフトスプリントが含まれています．

澁谷：さきほどの髙野先生のお話にもありましたスプリント療法より頻度の高い咬合床のなかにもソフトスプリントがあって，それで顎関節症が悪化する場合もあるかもしれません．

中沢：スプリントに対する知識がさらに必要ですよね．羽毛田先生もスプリントの使い分けについてはご意見があるのではないでしょうか．

羽毛田：ソフトとハードについては，1980年代にOkesonが行った比較(Okeson JP. The effects of hard and soft occlusal splints on nocturnal bruxism. J Am Dent Assoc. 1987；114(6)：788-791) 以来，あまり研究はないと思います．そのあたりのエビデンスの蓄積がないのも問題だと思います．

症例 1　スプリント装着が逆の効果を生んでしまった症例（島田）

患者：44歳，女性．税理士（**1-1～1-3**）
主訴：口を開けるときに顎が痛い
現病歴：
　3～4年前に歯を治したときに，エナメル質が減っているのでナイトガードをしたほうがよいと言われ，軟性のナイトガードを作った．その後より，朝起きたときに左側の顎がカクカクするようになった．何回かナイトガードを作り変えたが，昼間にも音がするようになり，その後顎が痛くなってきた．担当医から，「何でナイトガードを装着して顎が悪くなるのかわからない」と言われる．
　現在は，左顎の痛みは起床時に一番強いが，一日中痛みはある．起床時には噛みしめている．仕事に集中すると噛みしめている．普段あまり開口しない．
既往歴：特になし
現症：無痛開口量40 mm，有痛最大開口量45 mm．左側咬筋痛
　触診；圧痛なし
　最大開口時，左側顎関節にクレピタスあり
　舌の圧痕あり
　画像検査；左側下顎頭の形態変化あり（**1-4**）
診断：左側咀嚼筋痛障害（Ⅰ型），左側変形性顎関節症（Ⅳ型）
治療：セルフケア指導，運動療法で楽になる．起床時の症状もスタビライゼーションスプリントで消失（**1-5**）

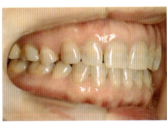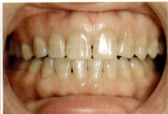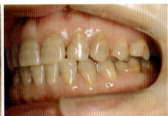

1-1～1-3　初診時口腔内写真

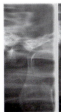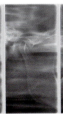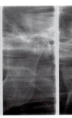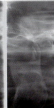

1-4　初診時パノラマ4分割写真

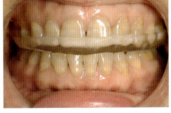

1-5　スタビライゼーションスプリントの装着

島田：顎関節症の治療を行っている先生方の臨床的な実感を総合すると，ソフトスプリントが症状を悪化させている例がいくつもあるので，問題があるのではないかと感じています．

中沢：ソフトスプリントのもう一つの問題として，矯正力が生じるので歯を動かしてしまうということもあります．

髙野：診断に自信がなく，ソフトスプリントで済ますという先生もいらっしゃるように思います．たとえ治療がうまくいかなくても，ソフトスプリントであれば害が少ないだろう，という大きな勘違いです．

島田：潜在的な顎関節症の患者さんに対して，歯の保護のためのスプリントがかえって症状を悪化させるということが起こりえるということだと思います．この患者さんは前医で運動療法などセルフケアの指導がなかったのですが，運動療法などを行うことで症状は楽になったと言っています．また起床時の症状についても，通常通りハードのスタビライゼーションスプリントを製作することで消失しました．

和気：たしかに運動療法の主な目的は，疼痛と顎運動障害の改善ですから，そのような意味で効果があったと思います．そしてさらにもう一点，患者さんの認知の修正という面もあるのではないでしょうか．痛みなどの症状に対して，「歯科医が取り除いてくれるもの」から「歯科医と患者が協力して取り除くもの」という考え方への修正です．たとえば，糖尿病の患者さんに対して，内科医が「きちんと薬を飲んでいただければ，生活を改善しなくても大丈夫ですよ」と言うことはありませんよね．食生活の改善や，運動，ストレスのコントロールなどをきちんと行うことが，治療のメインになるはずです．そういう意味では，生活習慣病の治療では当たり前の認識だと思います．

島田：はい．そのような面からも，今回のテーマであるリハビリテーションの効果の大きさを感じます．もう一つの症例2は，スプリントを装着して症状は楽になったものの，ものを噛めなくなったという患者さんです．職場でのストレスなどもある方で，他院にて顎関節症症状に対してスプリント療法と運動療法を行っていたのですが，スプリントを外すと噛めなくなってしまったということです．とはいえ，本人はスプリントを装着していたほうが，朝は楽ということでした．使用しているスプリントをみると右側のみ高くしてあり，長く使用していれば朝外したときに食事ができなくなるのもありえることです．このような患者さんに対しては適正なスタビライゼーションスプリントを再製し，運動療法を再度指導するようになりますが，同時に職場でのストレスに関して歯科医がどこまで関与するかというのは，これからの大きな問題だと思います．そういう意味でも，「歯科医と患者が協力して取り除くもの」という考え方への修正という和気先生のご指摘は，治療の考え方として大切でしょう．

髙野：装着したスプリントの具合が悪くなったら他の医院に行って，また新しいスプリントを製作してもらおうというのではなく，きちんと先生方がフォローしていく姿勢が重要だというのが，歯リハ2のベースとなる考え方だと思うのです．

島田：この歯リハ2を考えていくことで，スプリントの本来の役割がわかってくるのではないかと感じています．以前はソフトスプリントも含めてさまざまなスプリントがさまざまな理由で多用されてきました．現在はそのような流れではなくなってきていますが，特に起床時に症状が出るような患者さんでは，顎関節の保護を目的としたスプリントが必要と考えています．

中沢：就寝時はセルフコントロールができませんから，そのような時間のコントロールはスプリントしかないのではないでしょうか．そのときに注意しないといけないのは，下顎位の設定を間違うと，害のあるスプリントになってしまいます．

症例 2　スプリントを再製作し症状の改善をはかった症例（島田）

患者：27歳，女性．会社受付（2-1〜2-4）
主訴：①頭痛や顎の痛み，首の痛み，目の奥が痛い．②体の倦怠感．③物が食べづらい．④顎関節が悪く話しづらい．⑤咬み合わせの悪さによると思われる呑気症
現病歴：
　転職して会社受付となった後，両側の顎が痛いのが気になる．その後痛みが顎，頭，首，目の奥，耳に広がる．同僚に歯科衛生士をしていた人がいて，これは顎関節症だと言われ歯科へ行く．スプリント（2-5）と顎の体操を教わり，口は開くようになる．スプリントを装着すると，朝起きたときに症状はない．しかし，装着しないと，朝に身体が固まってしまう．ブラキシズムの自覚なし．笑顔をつくるのに口角を上げると顎が痛い．
現症：無痛開口量20 mm，有痛開口量38 mm，強制開口量42 mm
　触診；両側咬筋，側頭筋，顎関節，内側翼突筋，胸鎖乳突筋に圧痛あり
診断：両側咀嚼筋痛障害（Ⅰ型），非復位性関節円板障害（Ⅲb型）の疑い
治療：臼歯部を均等接触させた通常通りのスタビライゼーションスプリント（2-6），セルフケア指導，運動療法で痛みはほぼなくなる

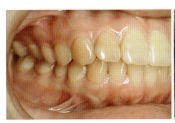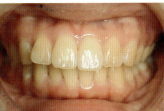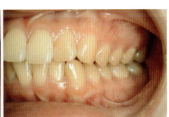

2-1〜2-3　初診時の口腔内写真

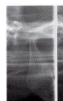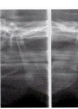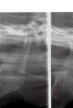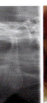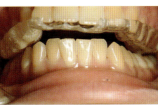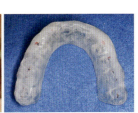

2-4　初診時パノラマ4分割写真　　2-5　前医製作のスプリント装着写真　　2-6　再製作したスプリント

島田：スプリントを装着して症状が悪くなったら，スプリントが問題という可能性が高いということですから．
髙野：薬と同じで，使いようによっては良くも悪くもなるということです．
中沢：そこに歯リハ2の意義もあるわけですよね．
羽毛田：就寝時にスプリントを使用するのであれば，どのような状態で咬合採得をすればいいのでしょうか．
中沢：基本的には仰臥位でいいのではないでしょうか．ただし，仰臥位では中心位がとれない場合もありますので，画一的にこの方法ということではなく，個々の症例にあわせる必要があります．スプリントの形態も，患者さん全員に同じものを入れるのではな

く，状態をみて考えるのが大切です．たとえば仰臥位になると下顎が後ろに落ちる患者さんにスタビライゼーションスプリントを装着すると，気道が狭くなることがあります．

田口：下顎形態などは個人差が大きいですから，下顎が落ち込みやすい人や舌根沈下を起こしやすい人には，スプリントの形状など注意が必要です．

島田：仰臥位になると下顎頭の位置が変わる患者さんには，スプリントの形の工夫などが必要になります．また，座位での咬合採得も，実際にはさまざまな位置で閉口しやすくなるので，しっかり咬合誘導しないと難しくなります．

中沢：術者が下顎の誘導を行うことは大切です．というのも，そのスプリントの効果がない場合は，自分の誘導した位置に問題があるということになるのです．そのあたりを再評価できるのも，歯リハ2の意義として大きいのではないでしょうか．

羽毛田：日中に装着するスプリントについて，他院で製作された日中のスプリントをしていると楽だという患者さんもいらっしゃるのですが，いかがでしょうか．

田口：咬合が変化する恐れがありますよね．外したときにオープンバイトなど咬合に変化をきたすことがあり，TCH の確認のための短期の使用以外，私は厳に慎しむべきと考えています．その患者さんの顎関節症症状は，セルフケアにより軽減をはかるべきではないでしょうか．

島田：日中のスプリント装着を楽だと感じている患者さんは，スプリントに依存しているということも考えられます．

羽毛田：日中のスプリントで TCH の気づきがあったという論文はありますが，それも期間を限定してのことですし．

島田：その場合も，上下の歯の接触を気づかせるためのスプリントですから，顎関節への負担を軽減する効果はあると思いますが，長くは使用しないほうがよいでしょうね．

澁谷：そのような研究で使用するスプリントは厚さが非常に薄いもので，今回の議論で出てくるスプリントとは違うものと考えてよいのではないでしょうか．

羽毛田：そうですよね．期間を決めて TCH の気づきのためとしては，日中のスプリントにも効果があるのかもしれません．

島田：患者さんが使用目的をよく理解していて，かつ術者の管理できる範囲であれば可能なのでしょう．

澁谷：日中のスプリントの使用は，本来可逆的な治療用装置であることに大きな価値をもつスプリントが，不可逆的な作用のある装置に変わってしまいますので，術者はかなり気をつけないといけないと思います．

◆ セルフケアの方法

中沢：セルフケアについて，効果と実際の方法のお考えはいかがでしょうか．

羽毛田：顎関節症の患者さんに対し，その方がもっている寄与因子を診断して，社会生

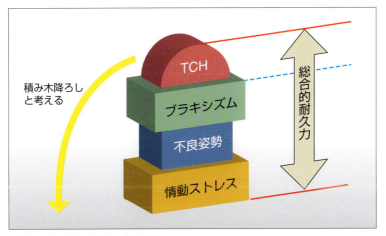

図7 寄与因子の関与（羽毛田）
寄与因子が積み上げられ，生体の総合的耐久力を超えることにより発症する．寄与因子の積み木を降ろす，あるいは小さくして，耐久力の範囲内に収めることで，症状を軽減または消失させるのが寄与因子への対応である

活や家庭生活，習慣・習癖，ストレス管理などについて指導することは，歯リハ2の指導の大きな部分を占めていると考えます．

中沢：寄与因子について，もう少し解説いただけますか．

羽毛田：顎関節症の発症や持続には，その患者さんの生活などにおいてさまざまな要因があり，その蓄積が限界を超えると症状が出ると考えられています（図7）．その一つひとつの要因を寄与因子といいます．寄与するというと良いことのように感じますが，発症リスクとしての因子になります．その寄与因子を減らしていき，発症しないレベルまでもっていこうとするのが，現在の顎関節症治療の考え方です．顎関節症の治療の概念としては，現在起きている痛み・雑音・開口障害などの症状をやわらげるための病態治療と病気の原因である寄与因子を減らしていく病因治療があると考えると，治療の概念としてわかりやすいと思います．

中沢：なるほど．このテーマはそのように分けて考えるとわかりやすいですね．

和気：顎関節症に対する私の治療戦略として，羽毛田先生のおっしゃるような寄与因子を減らし，除去することがあります．また，疼痛や運動障害を改善させることも大切だと思います．さらに，さきほど運動療法に関して申しましたが，治療に患者さんを参加させるという点も重要です．そのような意味でも，セルフケアの指導は重要だと考えています．

羽毛田：そうですね．歯リハ2は「指導または訓練」を実施した場合に算定できるものですが，なかでも私はTCH（Tooth Contacting Habit）是正のためのセルフケア指導に重きを置いています（図8）．TCHとは日中の歯列接触癖のことで，クレンチングにまでなると患者さん自身でも気づくときはあるのですが，そこまで強くない接触状態をいい

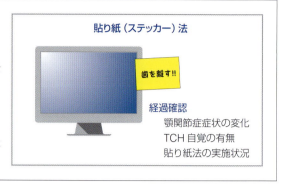

図8　TCHの是正方法（羽毛田）

ます．たとえ弱い接触であっても長期間続くと，筋肉や顎関節に負担をもたらし，顎関節症の寄与因子になります．データとしては，佐藤らの研究（Sato F, et al. Teeth contacting habit as a contributing factor to chronic pain in patients with temporomandibular disorders. J Med Dent Sci. 2006；53（2）：103-109）や，Chenらの研究（Chen CY, et al. Non-functional tooth contact in healthy controls and patients with myogenous facial pain. J Orofac Pain. 2007；21（3）：185-193）があります．

　患者さんに「噛みしめがありますか？」と聞くと，ほとんどの患者さんは「ありません」と答えます．しかしながら，「歯が触っていますか？」と聞くと，かなりの方が触っていると答えるのです．これがTCHです．また，舌の圧痕なども，TCHと関連があると考えられます．

島田：舌に歯の圧痕のある患者さんに対し，TCHの是正指導をすると圧痕がなくなる方もいらっしゃいますよね．ただ，圧痕にこだわってしまう患者さんも多いので，指導の仕方が大切と思います．

田口：その患者さんの舌の大きさにもよりますから，TCHの有無の判断は圧痕のみでは難しいと思います．私などは指導していて，患者さんから「どのくらいの時間，接触していると症状が出ますか」と聞かれるのですが，何をスタンダードとすればいいのでしょうか．

羽毛田：時間の長さもありますが，本人の耐久性や他の寄与因子との関係もありますので，一般論として答えるのは難しいと思います．

澁谷：TCHの噛む力についてお話がありましたが，実際はクレンチングとTCHの境目は難しいです．

中沢：どこまでがTCHで，どこからがクレンチングかということですね．とはいえ，患者さんにとって理解しやすい考え方であることは確かです．

羽毛田：TCHの是正指導を行っていて，減少させるための行動変容法で大切なのは，歯を離すのが自分にとって楽だと気づくことではないでしょうか．

髙野：年に1度の企業健診などで，TCHの話をして次年度に診ると症状が軽減していることがあります．しかし逆に，その方自らでTCHが起こる原因となった環境とは何なのか，ということを考えてもらうのも大切でしょう．

澁谷：企業に勤務している立場として，デスクワークの方に多いというイメージがあります．しかしながら，デスクワークをやめるようにとは言えませんので，日常生活の指導は難しいなと日頃感じています．

中沢：デスクにノートパソコンを置いていた方に，デスクトップ型にするようにして顔を上げて仕事をしてもらったところ，症状が軽減しました．歯の接触時間を短くすることが意味があるというのは，実感としてもっています．

髙野：たしかに，頭位を傾けるとなりやすいのは確かですから，その状態を1時間以上続けないというのは大切です．

島田：患者さんの理解を深めるというきっかけには役立ちます．いろいろな使い方ができればいいと思うのです．

中沢：羽毛田先生が貼り紙法をされるように，私も以前に歯が接触しないような指導をしたことがあります．その際に患者さんとのやり取りでわかったのですが，プレッシャーに弱い患者さんにとって，周囲に貼り紙が多くなると参ってしまうのです．

羽毛田：逆にストレスになってしまうということですね．

中沢：患者さんの日常をみて，性格を理解することが大切ですよね．特に顎関節症になる患者さんはデリケートな方が多いですから．さきほど「参ってしまう」とおっしゃった患者さんにイヌを飼うことを勧めたところ，忙しくなってかえって症状が軽減したのです．行動変容には，その患者さんに合わせていろいろな方法があると感じています．

羽毛田：ナラティブな部分だとは思います．その患者さんの人間性をみる必要があります．

◆ 運動療法

田口：歯リハ2をめぐるセルフケアとしてTCHの是正は大きな部分とは思いますが，同時にどういった症状にどういったセルフケアが必要になるか分けて示すのは大切です．患者さん自身が自宅で行う運動療法も，セルフケアの大きな柱だと思います．

島田：まず一番に，ほとんどの顎関節症では「痛いから動かさない」というのは症状を悪化させるので，むしろ動かしたほうがいいのだということを，知っていただかないといけません．

和気：運動療法には術者が診療室で行うものと，患者さんが家庭で行うセルフケアがあります（顎関節症臨床医の会編．顎関節症運動療法ハンドブック．医歯薬出版，2014）．その両方をうまく活用できると，治療の効果は大きいと思います．

羽毛田：セルフケアとして指導しやすい運動療法としては，開口訓練が中心だと思いま

```
咀嚼筋痛障害（Ⅰ型）：     閉口筋伸展訓練
顎関節痛障害（Ⅱ型）：     開口維持訓練
顎関節円板障害（復位性，Ⅲa型）：開口維持訓練，円板整位訓練
            （非復位性，Ⅲb型）：関節可動化訓練
変形性顎関節症（Ⅳ型）：   病態に応じた訓練
咀嚼筋易疲労性：          筋負荷訓練
```

図9 運動療法の適応（羽毛田）

す．歯リハ2に関連しては，どのような運動療法という指定はないわけですが，慢性期においては「痛いから安静にしなさい」ということのないように，整形外科的な軽い痛みを伴うリハビリテーションという意識をもって指導すべきということです．エビデンスとしては日本顎関節学会のガイドラインで，非復位性顎関節円板前方転位に対する関節可動化訓練の効果が認められていますが，実際の指導として図9のような適応を考えております．

島田：可動化訓練に注意点はありますか．

羽毛田：痛みがあるところまでは負荷をかけるということが大切だと思います．前方転位した関節円板をさらに前へ移動させることで，下顎頭の滑走量を回復させるリハビリなので，痛みのない範囲で行っても効果はありません．訓練後に痛みが残る場合は，開口している時間を減らすなど，自身で調整をしていただきます．たとえ非ステロイド系抗炎症薬（NSAIDs）で痛みを抑えてでも，行う意義はあると思います．

田口：関節腔を広げるということにも意義があると思います．前方転位した関節円板を，ただ可動域だけを拡大することを目標とするのではなく，特に若年者でロック期間の短いものでは，可及的に関節円板の復位を図ることを目的としたストレッチ運動が重要と考えます．やりすぎて大きな副作用が，ということは今までにありません．

中沢：可動化訓練後に咬合が変化することがありますか．

羽毛田：おそらく下顎頭の吸収か関節円板の位置変化が起こったと思うのですが，オープンバイトぎみになる症例がありました．訓練が影響したかどうかはわかりませんが，可能性があるという程度です．

澁谷：一部を除いた通常の顎関節症であれば，それほど長くない治療期間で下顎頭が変わることは少ないと考えますので，関節円板の位置変化のほうが可能性は高いかなと思います．

中沢：変形性顎関節症ですと，2〜3週間でも下顎頭が吸収しますから，原因はわかりませんが可能性はあると思います．いずれにしましても，治療過程の一部として咬合の変化が起こったということですか．

羽毛田：そうです．

田口：変化したからといってすぐに対応するのではなく，経過観察することで自然な着地を目指すようにしないといけません．

島田：関節円板の整位を目的とするのではなく，機能的な回復を目指すという意味では，関節円板整位訓練というのも重要ですよね．

田口：スムースな顎運動を行うために重要ということだと思います．

中沢：関節円板の形状も変わりますので，このような訓練は大切です．

髙野：とはいえ，訓練を行うには関節が動く状態にしないといけませんので，まずは可動域を広げておくことが大切です．

和気：島田先生が指摘されたように，動かさないことによる廃用萎縮を防ぐという意義は大きいでしょう．患者さんはどうしても「痛いから動かさない」「安静が大事」と思いがちです．そのような方には，この歯リハ2で認識を変えていただくための「指導」をしていただきたいと思います．

◆ 患者対応の注意点

中沢：顎関節症治療を行ううえで大切なのは，先生が患者さんの訴えをきちんと聞けないといけない，ということだと思います．特に心身医学的な部分は，われわれも悩むところです．

髙野：はい．それと同時に医科の先生にも，関連する歯科の症状があるということを知っていただく必要があります．

和気：心身症は，発症や経過に心理社会的なストレスが密接に関係しているため，心身両面からの評価と対応が必要な病態です．一方で，精神疾患でもさまざまな身体症状を伴うことがあり，この両者の鑑別は簡単ではありません．とはいえ，できるかぎり後者を判断して，医科の専門医と連携しないといけないでしょう．また，心身症であっても，その患者さんが「身体疾患寄り」なのか「精神疾患寄り」なのかを見きわめ，それを踏まえて自分の技量でどこまで扱えるか，検討する必要があります．

澁谷：そうすると，歯科医も心身医学的な側面を知っていなければ，目の前の患者さんに対して医科との連携の必要性を感じとれないと思います．

中沢：田口先生のように，毎日多くの顎関節症の患者さんを診ていると，治療に依存する方もいらっしゃいますよね．

田口：場合によっては，「そんなに頻繁に来院されても…??」という患者さんもおみえになるのですが，「来院して，先生にストレッチをしてもらうと楽になります」などとおっしゃることもあり，患者さんに安心感を与えるというのは重要なファクターだなとも感じます．

中沢：そのような患者さんに対して，形態を変えるような処置はしないということです

か．

田口：全くしません．ブラキシズム・噛みしめ等による顎関節への過負荷を防止するスプリントは製作しますが，そのような患者さんは家族間の問題などを話されることもあります．「そのようなことを歯科医に話されても」ということを伝えると，ハッと気づくのか，話すのをやめたりします．とにかく，私としては一定の領域からは立ち入らないようにしています．

澁谷：診療時間を区切っていますか．

田口：約10分程度ですね．

中沢：顎関節症治療を診ないという先生の多くは，そのような患者さんにユニットを占領されるのが困るというのが理由のようです．

髙野：患者さんの訴えをよく聞かなければいけないと言っても，聞きすぎてもいけないんですよね．

田口：はい．訴えを聞きすぎると患者さんの依存が大きくなり，もっと話したくなるという状態に陥ります．顎関節症治療を行ううえで，心身医学療法を学ぶことも必須ですね．

島田：やはり医科分野との連携をとれる環境にして，一人で抱え込まないのが大切ということですか．

和気：ある程度の研修を受けた歯科医であれば，簡易精神療法や認知行動療法などの心身医学療法で対応できるとは思います．ただし，薬物療法では抗不安薬や抗うつ薬は顎関節症の適応がありませんので，歯科で処方する場合は適応外処方となります．専門医が診れば精神疾患と診断される方を，顎関節症や歯科心身症と判断して治療していれば，いろいろな問題も出てきますので，一般的には医科の先生方と連携を図るべきでしょう（和気裕之ほか．デンタルスタッフのための歯科心身症ガイドブック．医歯薬出版，2015）．

中沢：そのような患者さんの場合，最初は歯科医が中心に連携を取っていけばいいと思うのですが，診ていくうちにメンタルの要素が強いことがわかれば心理療法士や精神科医を中心にしていく，というような対応をしています．同時にいろいろな先生が診ていることで，患者さんも安心します．

島田：ただ，このような患者さんは顎関節症に限るわけではありませんので，顎関節症だから大変ということではないと思っていただきたいのです．

中沢：歯周病でも全身疾患との関わりが言われているわけですから，他科との関わりを必要とすることが特別なものではないはずです．

髙野：もちろん，かかりつけ歯科医としてGPの先生が顎関節症治療に携わるといっても，来院したすべての症例を診る必要はないと思います．手に負えないとわかれば，すぐに専門医に回せば良いのですから．ただ，もし顎関節症の症例の多くを診るようになりたいと思えば，他科との関連や専門的な勉強が必要になるということは知っていただ

きたいです（Chapter 1 参照）．

田口：今回の改定でさらに算定しやすくなった歯リハ2を導入して，多くの先生方に顎関節症治療に携わっていただきたいと思います．ありがとうございました．

プロフェッショナルが語る顎関節症治療　　ISBN978-4-263-46132-7

2017年7月25日　第1版第1刷発行

編　者　中　沢　勝　宏
　　　　田　口　　　望
　　　　和　気　裕　之
　　　　髙　野　直　久

発行者　白　石　泰　夫

発行所　医歯薬出版株式会社
〒113-8612　東京都文京区本駒込1-7-10
TEL. (03)5395-7634(編集)・7630(販売)
FAX. (03)5395-7639(編集)・7633(販売)
http://www.ishiyaku.co.jp/
郵便振替番号　00190-5-13816

乱丁，落丁の際はお取り替えいたします　　印刷・三報社印刷／製本・皆川製本所
Ⓒ Ishiyaku Publishers, Inc., 2017. Printed in Japan

本書の複製権・翻訳権・翻案権・上映権・譲渡権・貸与権・公衆送信権（送信可能化権を含む）・口述権は，医歯薬出版（株）が保有します．
本書を無断で複製する行為（コピー，スキャン，デジタルデータ化など）は，「私的使用のための複製」などの著作権法上の限られた例外を除き禁じられています．また私的使用に該当する場合であっても，請負業者等の第三者に依頼し上記の行為を行うことは違法となります．

JCOPY ＜(社)出版者著作権管理機構　委託出版物＞
本書をコピーやスキャン等により複製される場合は，そのつど事前に(社)出版者著作権管理機構（電話 03-3513-6969，FAX 03-3513-6979，e-mail：info@jcopy.or.jp）の許諾を得てください．